ESSAIS CLINIQUES ET NORMES D'ÉTHIQUE DE NUREMBERG À HELSINKI

Entre universalisme et relativisme

ÉTHIQUE ET PRATIQUE MÉDICALE
fondée par Richard Moreau
Collection dirigée par Roger Teyssou

La collection « Éthique et pratique médicale » est une tribune qui permet à tous les acteurs du monde de la santé, professionnels, enseignants, administrateurs, économistes et patients d'exposer leurs opinions, de décrire leur expérience et de proposer des solutions aux problèmes posés par une profession en pleine mutation, et ce en toute indépendance et en conformité avec la déontologie et les bonnes pratiques médicales.

Dernières parutions

Jacques JAUME et Nathalie RIVIÈRE, *L'Accompagnée*, 2024.
Éric BASEILHAC, *Mythologie du médicament*, 2024.
Mohamed Naceur KRIFI, *L'Homo-cobayeur. Expérimentations médicales* in*humaines*, 2024.
Olivier NKULU KABAMBA, *Le cancer et la sorcellerie. Narration d'un malentendu étiologique et clinique en médecine*, 2024.
Jacques JAUME et Nathalie RIVIÈRE, *Voyage au cœur du deuil,* 2023.
Michel BOLLA, *Cancer et parcours de soins, L'odyssée du malade*, 2023.
Olivier NKULU KABAMBA, *La réflexivité dans la relation soignant-soigné. Un regard éthique sur l'empathie*, 2023.
Marc BAUDET, Catherine DAUGAREIL, *Comprendre pour mieux prévenir les maladies cardio-vasculaires. Mieux vaut prévenir que guérir*, 2023.
Padrig MAHE, *Vers un mieux-vivre en EHPAD, Guide pratique pour déployer une Offre d'Activités et d'Animations (OAA)*, 2023.
Jacques MORNAT, *Presque tout sur la médecine en France. Pour mieux comprendre le système de santé*, 2023.
Michel BOURIN, *Faire face au polyhandicap*, 2023.
Dr Pierre MESTOUDJIAN, *La méthode facile pour arrêter de fumer du jour au lendemain, Le nouvel antidote du tabac*, 2023.
Thibaut COUSSENS-BARRE, *La patrimonialisation des collections d'échantillons biologiques*, 2022.

Mohamed Naceur Krifi

ESSAIS CLINIQUES ET NORMES D'ÉTHIQUE DE NUREMBERG À HELSINKI

Entre universalisme et relativisme

L'Harmattan

Du même auteur

Abrégés illustrés d'immunologie,
Centre de Publication universitaire, Tunis, 2005.

Naissance et essor de la vaccinologie et de l'immunothérapie,
ISTE Groupe, Londres, 2017.

Naissance et essor de l'immunologie. Une science en devenir,
ISTE Groupe, Londres, 2018.

Tests corrigés et commentés d'immunologie fondamentale et appliquée,
Centre de Publication universitaire, Tunis, 2020.

Médication et médicaments chimiques. Genèse des méfaits dramatiques,
Centre de Publication universitaire, Tunis, 2022.

Médicaments biologiques, contaminés et contrefaits. Scandales sanitaires et graves méfaits,
Centre de Publication universitaire, Tunis, 2022.

Vaccins et vaccination préventifs de la variole à la Covid-19. Réussites, manquements et perspectives,
Centre de Publication universitaire, Tunis, 2024.

L'homo-cobayeur : expérimentations médicales ***in****humaines*,
L'Harmattan, 2024.

5-7, rue de l'Ecole-Polytechnique, 75005 Paris
http://www.editions-harmattan.fr
ISBN : 978-2-336-43685-2
EAN : 9782336436852

Sommaire

Avant-propos

La dignité humaine et l'intégrité corporelle restent des droits humains fondamentaux. Ces droits prennent une signification particulière dans le contexte de la recherche impliquant des sujets humains, où la possibilité d'exploitation et d'excès existe. L'histoire a démontré que les droits de l'individu peuvent être violés, même lorsqu'il existe des normes d'éthique codifiées pour protéger ces droits. Le mauvais usage qu'ont fait certains chercheurs et médecins de la science et leurs pratiques immorales de la médecine ont eu des conséquences dramatiques sur autrui. L'expérimentation médicale inhumaine sur des sujets (non volontaires) a toujours été pratiquée en toute discrétion durant, et surtout, hors temps de guerre. Les personnes (jeunes et âgées), particulièrement les pauvres, les nécessiteux, les minorités raciales, les vulnérables et celles involontairement institutionnalisées dans divers centres et institutions fermés (orphelinats, foyers pour enfants trouvés, écoles, maisons pour personnes âgées, maisons de correction, asiles, colonies de lépreux, centres psychiatriques, hôpitaux, prisons, soldats, etc.) ont tout particulièrement été utilisées (à leur insu, contraintes et involontaires) comme « animaux de nécessité ». Elles ont offert une matière à l'expérimentation médicale dans des environnements de tests contrôlés (parfois pour une simple curiosité scientifique), au mépris total des moindres règles du droit de l'homme, de l'éthique et de la déontologie. Cette manière inhumaine et non éthique, passée et plus récente hors temps de guerre, de pratiquer la recherche et les expérimentations médicales sur les humains a été largement présentée dans un premier livre intitulé : *Expérimentations médicales* in*humaines. Mépris de l'éthique et de la déontologie* (Krifi 2024).

Les révélations, à la fin de la seconde guerre mondiale, des atrocités médicales commises par des médecins nazis ont démontré que ni le serment d'Hippocrate (« *primum non nocere* : D'abord, ne pas nuire ») ni les codes d'éthique n'avaient pas suffi à dissuader ces médecins de mener des expériences médicales innommables. Le tribunal militaire américain, qui a jugé à Nuremberg les médecins nazis, a permis la naissance en 1947 du Code de Nuremberg, qui constitue la pierre angulaire de tous les codes d'éthique ultérieurs de la recherche médicale. En 1964, l'Association Médicale Mondiale a adopté la Déclaration d'Helsinki (*Declaration of Helsinki* : DoH), qui a mis l'accent sur la recherche impliquant des patients malades. Depuis, de nombreux membres de la communauté de la recherche médicale pensaient que les restrictions imposées par ces codes internationaux couplées au principe hippocratique étaient trop restrictives pour les médecins qui n'avaient pas commis d'atrocités médicales. D'ailleurs, une analyse historique soutient que jusqu'à la fin des années soixante et au début des années soixante-dix, du moins en Amérique du Nord, l'éthique de la médecine quotidienne était largement centrée sur le médecin. Mais, la montée des obligations d'autonomie et du consentement éclairé semble exiger une approche de l'éthique de la médecine quotidienne centrée sur le patient. Cette approche a été soutenue par la rédaction en 1982 des lignes directrices (principes, théories, lois et précédents) du Conseil des Organisations Internationales des Sciences Médicales (*Council for International Organizations of Medical Sciences* : CIOMS) et celles de l'Organisation Mondiale de la Santé (OMS) en 1991, ayant pour objectif l'encadrement éthique des essais cliniques réglementaires en particulier et de la recherche médicale en général utilisant des sujets humains. Cependant, avec l'adoption en 1996 des directives pour les Bonnes Pratiques Cliniques (BPC) de la Conférence Internationale sur l'Harmonisation (*International Conference on Harmonization* : ICH) la transition qui s'est produite n'a pas été vers une éthique centrée sur le patient mais plutôt vers une éthique centrée sur les entreprises et les industries. L'application incohérente de ces différents référentiels et les dérives non éthiques enregistrées ont conduit la Convention sur les Droits de l'Homme et la Biomédecine (*Convention on Human Rights and Biomedicine* : CHRB) à rédiger en 1999 des normes et des recommandations pour une conduite éthique de la recherche et des essais cliniques médicaux impliquant des sujets humains.

Ces référentiels internationaux sont essentiellement des principes universels et des normes d'éthique biomédicale régissant la recherche impliquant des sujets humains. Ils n'ont pas un caractère contraignant. Ils ne prévoient pas, non plus, aucun recours formel pour les victimes en cas de préjudices résultant de la violation de leurs recommandations, y compris le droit au consentement éclairé.

Par exemple : en 1914, un tribunal de New York a statué sur l'affaire fondamentale qui a établi le droit d'un individu à un consentement éclairé. Il a estimé que : « Tout être humain d'âge adulte et sain d'esprit a le droit de déterminer ce qui doit être fait de son propre corps ». Cependant, près d'un siècle plus tard, un tribunal de cette même ville a effectivement refusé l'application de ce droit à tout être humain en dehors des États-Unis (en parlant de l'affaire dans laquelle ce tribunal a rejeté les demandes d'indemnisation des préjudices subis par les victimes nigériennes enrôlées à leur insu dans l'essai clinique Trovan de 1996 (Wise 2001 ; Washington 2007 ; Okonta 2014). Ainsi, des expériences ont été menées, dont la conception et les procédures ont causé des dommages évitables et ont accru les souffrances, violant ainsi les principes d'éthiques du Code de Nuremberg : « Éviter tout ce qui est inutile, souffrances physiques et mentales » et de la DoH : « Le bien-être du sujet humain doit primer sur les intérêts de la science et de la société » et « les avantages, les risques, les inconvénients et l'efficacité d'une nouvelle méthode doivent être testés par rapport à ceux des meilleures méthodes prophylactiques, diagnostiques et thérapeutiques actuelles » et le principe de bienfaisance énoncé dans le rapport Belmont : « Ne pas nuire » et « Maximiser les avantages possibles et minimiser les dommages possibles ». Donc, sans parler des personnes qui ont été utilisées à leur insu, des sujets volontaires ont été soumis à des risques de préjudices immédiats et à long terme suite à leur participation à des essais cliniques réglementaires approuvés par des agences gouvernementales : *National Institutes of Health* (NIH), *Food and Drug Administration* (FDA), *Institutional Review Board* (IRB), etc. Une série de rapports a démontré l'échec aussi bien de ces référentiels d'éthiques que des institutions concernées à protéger les sujets humains contre les dérives non éthiques et préjudiciables commises lors d'études médicales, particulièrement celles menées dans les pays en développement et/ou sur des personnes vulnérables volontaires consentantes ou non (Lehrman et Sharav 1997 ; Sharav 1999).

Sans parler d'une certaine faiblesse conceptuelle, l'application incohérente ou inexistante des normes internationales d'éthique, particulièrement dans certains pays, sape leur légitimité et la confiance dans leur pouvoir de protection contre les dérives. Cette situation suscite une réelle préoccupation surtout que le contexte international actuel de la recherche biomédicale, particulièrement dans le domaine de l'industrie pharmaceutique, est marqué par une demande accrue des essais cliniques. Ce besoin important et croissant de ces tests a fait que : a) ils sont devenus une véritable industrie ; b) ils sont de plus en plus sous-traités à des organisations privées de recherche sous contrat (*Contract Research Organization* : CRO), secrètes capables d'échapper à un examen impartial par les organismes réglementaires (tels que la FDA des États-Unis) et c) ils sont de plus en plus délocalisés dans des niches privilégiées des pays du tiers monde où les patients sont souvent incapables d'y échapper s'ils souhaitaient bénéficier d'un accès ultérieur aux soins médicaux de base. Ce nouveau contexte nécessite une revue conceptuelle critique des référentiels normatifs d'éthique de manière à les faire évoluer pour qu'ils s'adaptent à l'environnement dynamique, varié et évolutif de la recherche biomédicale. Ainsi, ils pourraient garantir une protection plus rigoureuse des droits des sujets humains utilisés (là où ils se trouvent) contre les graves violations potentielles de leurs droits. De la sorte, les milliers de cobayes humains de différentes origines (volontaires consentants, à leur risque et péril, par conviction ou contraints par nécessité) pourraient contribuer au bien-être de l'humanité en permettant à une recherche biomédicale, moralement encadrée, d'accomplir un important essor dans la prise en charge des multiples maux de notre santé.

La science est en perpétuel essor, métamorphose, mondialisation et exploration de nouveaux domaines. Le moteur de cette dynamique est la recherche fondamentale et appliquée. Ceci impose nécessairement une évolution normative concomitante (procédurale et éthique) qui crée impérativement une responsabilité pour les violations concernant la recherche sur des sujets humains. Les pratiques médicales bafouant la dignité de l'individu même quand leurs résultats versent dans l'intérêt de la communauté doivent être bannies. Les intérêts de la science et du commerce ne doivent jamais être placés au-dessus du bien-être de l'humain, qui doit être l'objectif initial et final de toute activité scientifique. La DoH (article 5) a parfaitement dressé les cadres et les garde-fous d'une utilisation moralement acceptable de l'humain dans les études médicales, en annonçant clairement que : « La dignité de l'individu est préservée lorsque la participation du sujet à un essai biomédical a le caractère d'un engagement volontaire et informé, d'une part, et que l'essai est conduit dans des conditions telles que les inconvénients pour le sujet sont minimisés et les bénéfices pour la collectivité maximisés, d'autre part. Aucun inconvénient, même minime, ne peut être infligé à un sujet, même consentant, pour expérimenter sur une question sans intérêt scientifique ou déjà réglée par des expérimentations antérieures, ou pour expérimenter sans une méthode rigoureuse garantissant un résultat exploitable par la communauté. Quel que soit l'enjeu, la vie humaine vaut toujours plus que la science ».

Présentation du livre

Objet et objectifs

Les exactions médicales passées ainsi que les scandales sanitaires liés à l'usage de certains produits thérapeutiques préventifs ou curatifs ont permis la genèse aussi bien des principes d'éthique et des procédures réglementaires actuels encadrant l'utilisation des sujets humains dans la recherche biomédicale en général et les essais cliniques en particulier. Cet ouvrage présente les essais cliniques réglementaires, leur industrialisation, leur mondialisation croissante et les dérives peu éthiques qui leur sont associées. Il trace la naissance et l'évolution de différentes normes et recommandations internationales encadrant éthiquement la recherche médicale menée sur des êtres humains. Il souligne que, malgré la variation des approches, le principe du consentement éclairé émerge de ces référentiels de protection comme une condition préalable universellement acceptée pour la participation des sujets humains à des expériences médicales éthiquement acceptables. Il n'a aucunement pour objectif d'incriminer aucun acteur (chercheurs ou médecins) impliqué dans le système de la recherche dans le domaine de la santé. Il ne discute pas du tout la question de la légitimité scientifique et morale des expériences biomédicales sur l'humain. Il ne s'immisce pas dans les divergences de jugement entre ceux qui considèrent les essais cliniques comme des agissements immoraux et ceux qui justifient leur moralité. Il n'aborde pas non plus le conflit de valeurs entre ceux qui font prévaloir l'utilité des études cliniques pour la collectivité et ceux qui prennent la défense de la dignité de l'individu.

Les référentiels existants d'éthique et de bonnes pratiques cliniques restent toujours (ou sont considérés comme tels) des recommandations normatives plus ou moins dogmatiques, n'ayant pas force de loi. Ainsi, malgré la multiplication et l'évolution de ces normes, des dérives graves sont toujours enregistrées. Le présent livre vise tout juste à mettre un peu de lumière sur ce côté, parfois sombre et surtout occulté, de notre médecine passée et actuelle. Il insiste sur la nécessité de la mise en place d'un droit international régissant la conduite des essais cliniques, s'attaquant à la zone grise et ambigüe où les contours entre expérimentation et thérapie sont mal définis et sanctionnant les dérives afin de protéger les sujets (volontaires et pleinement consentants) contre de nouvelles situations impliquant des violations des droits de l'homme. Un consensus international cohérent, exigeant un consentement éclairé dans le contexte de l'expérimentation médicale, élèverait le statut de la doctrine du rang de norme à celui d'un droit international coutumier ; de sorte que toute personne consentante enrôlée dans une étude médicale, quel que soit son objectif, doit être considérée en tant qu'être humain de plein droit, respecté en tant que tel, pleinement informé et rassuré sur son intégrité physique et morale et d'être correctement et légalement indemnisé et pris en charge (moralement et matériellement) contre tous les imprévus de cette procédure pour ne plus craindre d'en être une victime potentielle oubliée et négligée après avoir été usitée.

Organisation thématique du livre

Cet ouvrage est organisé en deux parties comme suit :

- Partie I traite la problématique de : « L'Éthique et l'expérimentation clinique sur les humains ». Elle est présentée en deux chapitres comme suit :

Chapitre 1. Introduction

Chapitre 2. Normes d'éthiques : *Évolution, Référentiels Application et Controverses*

- Partie II est intitulée : « Essais cliniques réglementaires impliquant de volontaires rémunérés : *Présentation, Délocalisation, Éthique et Victimes* ». Elle est divisée en trois chapitres traitant les thématiques suivantes :

Chapitre 1. Les essais cliniques : *Généralités*

Chapitre 2. Les pays pauvres : *Niches en or pour les essais cliniques des pays du Nord*

Chapitre 3. Evénements Indésirables Graves et accidents tragiques

Le livre est terminé par un récapitulatif, conclusion et perspectives

PARTIE I

ÉTHIQUE ET EXPÉRIMENTATION CLINIQUE SUR LES HUMAINS

CHAPITRE 1
INTRODUCTION

Jusqu'à une date récente du XXe siècle, les expériences (recherches) médicales sur les personnes ont malheureusement été menées au mépris total des droits humains, de la morale et de la déontologie : à l'insu des victimes, sans aucune information, ni sollicitation de leur consentement éclairé et loin de tout examen ou surveillance impartiale (agences réglementaires, comités d'éthique, etc.). Elles suivaient le dogmatisme qui disait : « que représentent la souffrance et la mort de quelques personnes au vu du bénéfice escompté pour un grand nombre d'entre elles ». Ainsi, les cobayes humains victimes de ce genre de recherche médicale étaient exploités sans aucun respect de leur humanité, de leur intégrité physique et morale, de leur souffrance souvent intolérable et étaient très souvent mis en danger vital, sans qu'ils puissent bénéficier directement des apports bénéfiques des expériences qu'ils subissaient (Krifi 2024). La découverte des exactions perpétrées par les scientifiques allemands et japonais au cours de la deuxième guerre mondiale, ainsi que les scandales à répétition qui ont éclaté suite à la découverte des expérimentations médicales immorales pratiquées sur les humains en temps de paix par certains pays occidentaux ont poussé à la mise en place progressivement de recommandations et de lignes directrices encadrant et réglementant (éthiquement et juridiquement) la recherche médicale utilisant des êtres humains. D'où la naissance et l'adoption progressive des essais (expérimentations) cliniques contrôlés, où les conditions sont préalablement et strictement définies et que l'investigateur doit obligatoirement respecter. L'objectif est d'éviter les mauvaises pratiques, peu éthiques et inhumaines de la médecine moderne au niveau des pays incriminés dans les dérives passées et à l'échelle mondiale.

L'histoire des essais cliniques et leur mondialisation ultérieure remontent au scandale de la thalidomide en Allemagne au début des années soixante (Krifi 2022a et b). De nombreux enfants sont nés avec de graves malformations des membres. Il est apparu par la suite que la thalidomide (un sédatif développé par la société allemande

Grünenthal) est tératogène provoquant des malformations congénitales chez les bébés dont les mères avaient pris ce médicament pendant la grossesse. L'indignation du public face aux effets dévastateurs du médicament et au fait que sa sécurité n'avait pas été suffisamment testée a rapidement conduit à une législation visant à améliorer les tests de sécurité des nouveaux médicaments pour empêcher une autre catastrophe du genre de celui de la thalidomide. L'obligation a été faite aux fabricants de médicaments de prouver l'efficacité, l'innocuité et la sécurité des médicaments avant leur commercialisation. Ceci nécessite obligatoirement des tests sur des sujets volontaires. D'autre part, l'humain a de tout temps fait l'objet d'expériences médicales, souvent en l'absence d'intention thérapeutique, qui ne lui ont offert aucun bénéfice direct mais l'ont exposé à des risques et des préjudices parfois mortels. Ainsi, des règles et procédures ont été conçues et progressivement améliorées dans le triple objectif :

a) de réaliser de manière contrôlée des études cliniques éthiques qui fournissent des données permettant de garantir que le produit thérapeutique testé pourrait être commercialisé et utilisé avec un minimum d'effets secondaires ;

b) de minimiser les risques aux personnes volontaires recrutées pour participer à ces essais cliniques

c) d'éviter les expérimentations non thérapeutiques abusives préjudiciables aux individus utilisés sans bénéfices à la société. Il faut noter ici que les termes suivants : recherche, essai, étude et expérimentation (cliniques ou médicaux) sont utilisés pour décrire le même phénomène et il faut aussi distinguer l'expérimentation clinique du traitement thérapeutique.

L'usage des volontaires humains dans la recherche médicale est nécessaire pour améliorer la base de connaissances sur laquelle la médecine devrait se fonder, lui permettant de développer une gamme encore plus riche de produits thérapeutiques (curatifs et préventifs) si vitaux pour la santé et le bien-être de l'humanité. De nos jours, les essais cliniques réglementaires eux-mêmes ne sont pas immoraux en soi. Cependant, ils peuvent toujours poser de réels risques pour la santé des volontaires participants, car l'innocuité et les effets secondaires des nouveaux produits thérapeutiques (médicaments, vaccins, et autres) testés ne sont pas encore entièrement connus. Les participants volontairement à la recherche liée à la santé ont des droits humains individuels et ont le droit d'être protégés contre les risques que la recherche peut leur faire courir, ainsi que contre les abus et les dérives des procédures et des investigateurs. Ce dilemme de l'expérimentation médicale sur l'humain est magistralement résumé par la maxime célèbre (et controversée) de Jean Bernard qui la présente comme étant : « moralement nécessaire et nécessairement immorale ». La tension entre ces deux considérations (respect du droit de la personne expérimentée et de sa dignité face au besoin et à l'intérêt de la collectivité) a conduit la communauté médicale à adopter des lignes directrices éthiques pour la recherche liée à la santé. Les comités d'éthique de la recherche peuvent utiliser ces lignes directrices pour évaluer si un protocole de recherche donné est éthiquement acceptable ou non.

De rares médecins et chercheurs ont, très tôt, pris position individuellement contre des pratiques médicales bafouant la dignité de l'individu même quand leurs résultats versent dans l'intérêt de la communauté, et ont conseillé de pratiquer une recherche biomédicale en respect total de l'éthique et de la déontologie. On peut citer dans ce cas le physiologiste français Claude Bernard qui a publié en 1865 dans : « Introduction à l'étude de l'expérimentation humaine » son conseil suivant : « N'effectuez jamais une expérience qui pourrait être nocive pour le patient même si elle est très avantageuse pour la science ou la santé d'autrui » (Claude Bernard 1865). Position qui a peut être inspiré tardivement un des principes de la DoH qui stipule que : « Dans la recherche médicale sur les sujets humains, les intérêts de la science et de la société ne doivent jamais prévaloir sur le bien-être du sujet ». Mais, le premier ensemble de règles internationales d'éthique visant à protéger les sujets humains utilisés dans les études cliniques a été initié en 1947 par la rédaction du Code de Nuremberg suite au procès des médecins nazis. Aux États-Unis, les années cinquante ont été marquées par une croissance considérable des industries pharmaceutiques et des soins de santé. Cette croissance a été accompagnée d'un boom d'expériences sur les sujets humains financées à la fois par le gouvernement et par les entreprises. Malheureusement, de nombreux médecins-chercheurs américains ont essentiellement ignoré les recommandations du Code de Nuremberg, arguant qu'elles s'appliquaient aux atrocités nazies et non à la médecine américaine. En 1997, Allen Hornblum observait dans son livre *Acres of Skin* : « Plutôt que d'adopter le Code de Nuremberg, l'establishment médical américain le considérait comme un bon code pour les barbares, inutile pour les médecins-scientifiques ordinaires » (Hornblum 1997). Ainsi, l'éthique américaine de la recherche médicale impliquant des êtres humains n'a pas été influencée par ces codes et référentiels internationaux et la grande majorité des médecins et des chercheurs a souvent ignoré toute contrainte éthique qui ne leur convenait pas. De sorte que dans ce pays la recherche biomédicale a été généralement pratiquée loin (pour ne pas dire en absence) d'un encadrement procédural, moral, éthique et juridique, menant à des scandales sanitaires et des procès retentissants, suite à la découverte ou la révélation des expérimentations inhumaines. C'est le cas des honteuses expériences guatémaltèques et la tristement célèbre « étude » de Tuskegee (Krifi 2024), qui ont rappelé au monde, une fois de plus, le potentiel de graves violations des droits humains au cours des essais cliniques, surtout ceux menés dans un pays pauvre ou sur des populations vulnérables. En conséquence, ce sont les révélations faites sur les pratiques contraires à l'éthique suivies au cours de ces expériences scandaleuses et l'indignation qu'elles avaient suscitée qui ont donné naissance aux réglementations américaines actuelles sur l'usage de l'être humain en tant que matériel d'expérimentation. Ainsi, la loi nationale sur la recherche (*National Research Act*) a été adoptée en 1974 et une commission nationale a été convoquée dont les recommandations ont été publiées en 1979 (le rapport Belmont), qui ont constitué la base réglementaire pour toute recherche sur des sujets humains menée aux États-Unis. Cependant, malgré l'engagement verbal des plus hauts responsables de ce pays de veiller à ce que toutes les études médicales sur l'homme respectent rigoureusement les normes juridiques et éthiques américaines et internationales, l'application sur le terrain n'a pas suivi les intentions et le non-respect des normes éthiques était resté un problème préoccupant dans la recherche américaine ; surtout que l'industrialisation moderne des essais cliniques a fait en sorte qu'ils sont délocalisés et menés à l'étranger (généralement dans des pays du tiers monde) par des organismes de recherche sous contrat (CRO), capables d'esquiver la réglementation et d'échapper au contrôle des organisations légales. Ainsi, la surveillance fédérale actuelle des essais cliniques américains menés aujourd'hui à l'étranger fait cruellement défaut. Ces essais délocalisés reçoivent rarement des inspections de conformité de la part de la FDA, laissant ainsi la porte ouverte à tous les abus et dérives.

Les lignes directrices pour mener des recherches sur des sujets humains dans le contexte international ont été initiées en 1947 par le Code de Nuremberg et ont été ensuite appuyées et enrichies en 1964 par celles de la DoH (WMA 2013). Ces lignes directrices ont parfaitement dressé les cadres et les garde-fous pour qu'une étude médicale soit moralement acceptable, préservant totalement la dignité des sujets humains impliqués. Elles ont insisté sur le fait que la procédure de l'essai soit conçue et menée dans des conditions permettant de minimiser ses méfaits sur les sujets enrôlés et maximiser ses bienfaits éventuels pour la collectivité. Les participants doivent être volontaires, consentants, correctement informés sur les conséquences négatives éventuelles et les bénéfices de la procédure qu'ils vont subir et leurs droits en cas de préjudices. Aucun inconvénient, même minime, ne peut être infligé à un sujet, même consentant, pour expérimenter sur une question sans intérêt scientifique ou déjà réglée par des expérimentations antérieures. Quel que soit l'enjeu, la vie humaine vaut toujours plus que la science. La procédure de l'expérimentation doit être rigoureusement conçue et préalablement approuvée pour garantir un résultat exploitable par la communauté. La DoH est un document écrit par des médecins au profit des médecins, qui ont alors l'obligation morale de respecter ses règles. Ainsi, de nombreux pays en ont alors fait référence à dans leurs législations nationales. Le dynamisme du contexte international de la recherche biomédicale en général et des industries liées à la santé humaine en particulier a créé un besoin de revoir, sous un nouvel angle, les normes internationales d'éthique encadrant l'utilisation des sujets humains dans les études cliniques. Ainsi, d'autres référentiels d'éthique ont alors vu le jour, tels que : les lignes directrices internationales du CIOMS (CIOMS 2016), les directives pour les BPC de l'ICH et autres.

Ces différents référentiels d'éthique ne sont pas juridiquement contraignants. Ils établissent néanmoins des normes importantes encadrant et délimitant les actes éthiquement corrects par rapport à ceux incorrects et définissant les agissements humainement acceptables par rapport à ceux inhumains. Mais, l'histoire a démontré que les droits de l'individu peuvent être violés, même lorsqu'il existe des normes éthiques codifiées pour protéger ces droits. Ceci a conduit le conseil de l'Europe à rédiger, en 1999, la Convention sur les Droits de l'Homme et la Biomédecine (CHRB). Cette convention peut être considérée comme le deuxième traité international juridiquement contraignant à régir l'expérimentation humaine après celle de l'ICCPR (*International Covenant on Civil and Political Rights*) de 1966. Son objectif est de réaffirmer la primauté de l'individu sur les intérêts de la science, surtout devant l'immense progrès des biotechnologies moléculaires et cellulaires, en particulier les technologies du clonage et de la manipulation du génome des vivants. Ces dernières ont nécessité la réflexion et la mise en place de normes d'éthique spécifiques et adaptées.

Depuis la seconde guerre mondiale, l'important essor de l'industrie de la santé en général et pharmaceutique en particulier a créé un besoin croissant d'études cliniques, avec l'emploi d'un nombre de plus en plus important de patients comme sujets expérimentaux. Ce contexte et le besoin de rentabilité et de profits de la part des industriels concernés ont mené à une délocalisation croissante des essais cliniques vers les pays du Sud et les niches privilégiées. Cette dynamique internationale de la recherche biomédicale et la tendance croissante de sous-traitance et de délocalisation des essais dans les pays pauvres ont créé certains problèmes épineux concernant le respect de l'éthique, des droits humains, de leur dignité et de leur intégrité physique et psychique. En effet, une controverse considérable a vu le jour sur le système d'éthique qui devrait régir la conduite de la recherche clinique multinationale et transculturelle. Certains concernés soutiennent que toutes les recherches, où qu'elles soient menées, doivent et peuvent être évaluées selon des normes universellement applicables. D'autres estiment que des normes universelles sont possibles, mais qu'elles doivent être mises en œuvre et conçues de manière flexible. D'autres encore priment le pluralisme éthique en avançant le rôle clé de la culture dans la définition du contenu et de la forme des règles éthiques. Ces derniers soutiennent la minimisation des normes universelles et la conception des règles tenant compte des spécificités culturelles et ethniques. D'éminents bioéthiciens, tels que le Dr Robert Levine de l'Université de Yale, ont adopté la position morale relativiste pour se démarquer de l'application universelle des normes occidentales de recherche (Levine 1991 et 1996). Selon ce point de vue, les principes moraux fondamentaux d'autodétermination, de consentement éclairé et d'égalité de traitement seraient une option plutôt qu'une norme absolue. Ainsi, les normes idéalistes des référentiels initiateurs des règles d'éthique se sont trouvées formuler et noyées dans les extrêmes de l'universalisme et du relativisme culturel. Dans ce nouveau contexte, l'évaluation mutuelle et la négociation ont été proposées comme un mécanisme de résolution des conflits (Leinman 1982 ; Angell 1988 ; Barry 1988 ; Schoepf 1991 ; Vanderpool 1996).

Les directives internationales concernant l'éthique de la recherche clinique fournissent un ensemble de normes permettant d'encadrer la conception et la réalisation de cette activité, juger les conduites des investigateurs et, le cas échéant, sanctionner les infractions. Elles n'ont malheureusement pas permis de mettre fin aux dérives. Aujourd'hui, les chercheurs médicaux sont à nouveau critiqués pour avoir mené des expériences médicales sans égard aux droits et au bien-être des sujets humains (Lurie et Wolfe 1997 ; Angell 1999). L'échec partiel de cet ensemble normatif international pourrait-il être expliqué par sa grande ambition ? Ou par l'ambiguïté quant à ses objectifs et ses buts ? Ou par la difficulté de son application réelle dans des environnements divers ? Ou parce encore qu'il érige des restrictions (même justifiées) devant des lobbies et des industries qui veulent avoir la totale liberté d'agir, même au détriment de l'éthiquement correct ?

CHAPITRE 2

NORMES D'ÉTHIQUE :
Évolution, référentiels, application et controverses

1. *CHRONOLOGIE D'ÉVOLUTION* : *Du principe à la réglementation en passant par les normes*

- Historiquement, l'aphorisme « *Primum non nocere* : d'abord ne pas nuire » attribué à Hippocrate (Ve siècle av. J.-C.) est considéré comme le premier principe initiateur de l'éthique médicale. Il est un axiome central dans la formation des étudiants en médecine et en d'autres métiers de la santé. Aussi, le serment hippocratique exhorte les médecins (et implicitement tous les professionnels de la santé) à ne pas entreprendre d'interventions pour lesquelles ils ne sont pas formés et qui pourraient causer du mal au patient. Ce serment est devenu obligatoire pour les médecins avant de pratiquer la médecine depuis le IVe siècle après J.C. (Garrison 1929 ; Jonsen 1977 ; Gillon 1985 ; Lenert *et al.* 1993 ; Smith 2013).

- En 1865, le physiologiste français Claude Bernard a lancé le principe d'éthique médicale suivant : « N'effectuez jamais une expérience qui pourrait être nocive pour le patient même si très avantageuse pour la science ou la santé d'autrui » (Claude Bernard 1865).

- La recherche biomédicale en Allemagne était considérée comme la plus avancée au monde, concernant ses normes éthiques. En 1900, le ministre royal prussien de la Religion, de l'Éducation et des Affaires médicales a lancé les garanties éthiques suivantes, en assurant que : « toutes les interventions médicales à des fins autres que de diagnostic, de guérison et de vaccination, indépendamment de toute autre autorisation légale ou morale, sont exclues en toutes circonstances si (1) le sujet humain est un mineur ou incapable pour d'autres raisons ; (2) le sujet humain n'a pas donné son consentement sans ambiguïté ; (3) le consentement n'est pas précédé d'une explication appropriée des éventuelles conséquences négatives de l'intervention ». Ces principes sont depuis connus sous le nom de « Code de déontologie de Berlin ». Néanmoins, dans la pratique, les expérimentations contraires à l'éthique sur des sujets humains étaient assez courantes parmi les chercheurs, qui sont plus préoccupés par le succès de leurs efforts scientifiques que par la moralité de leur travail (Numbers 1979 ; Vollmann et Winau1996a ; Maehle 1999 ; Ghooi 2011).

- En février 1931, l'Allemagne a adopté le : « règlement sur les nouvelles thérapies et l'expérimentation » exigeant que toutes les expériences humaines soient précédées d'expérimentations animales. Ces lignes directrices pour la recherche thérapeutique et scientifique sur des sujets humains étaient considérées comme les premières du genre (Encyclopedia of Bioethics, Ed. Warren T Reich 2nd Edition, Appendix p. 2762-2763 ; Ghooi 2011).

- En 1946, l'Association Médicale Américaine a adopté son premier code d'éthique de la recherche pour les médecins, décrivant les principes à suivre dans la conduite de recherches sur des sujets humains (AMA 1946).

- En 1947, suite au jugement des médecins de Nuremberg, il a été énoncé les : « Expériences médicales autorisées », ainsi le Code de Nuremberg commence par : « Le consentement volontaire du sujet humain est absolument essentiel » (voir ci-dessous, paragraphe 2.1 de ce chapitre).

- Le 10 décembre 1948 adoption et proclamation par les Nations Unies de la déclaration universelle des droits de l'homme, qui a en outre réitéré le facteur humain impliqué dans des expériences médicales (ONU 1948).

- En 1948, l'assemblée générale de l'Association Médicale Mondiale a adopté la déclaration de Genève et une version du serment du médecin. Cette déclaration a ensuite fait l'objet de plusieurs révisions, la dernière date d'octobre 2017.

- En 1962, l'adoption de l'amendement Kefauver-Harris qui exige que la FDA évalue la sécurité et l'efficacité de tous les nouveaux médicaments. Cet amendement a été imposé par la tragédie de la thalidomide qui a choqué le monde. En effet, l'utilisation maternelle de ce produit avait provoqué de graves malformations chez leurs nouveau-nés. Cet effet tératogène de la thalidomide n'a été découvert qu'après la naissance de plus de 10 000 nourrissons malformés dans plus de vingt pays à travers le monde (Lenz 1961 et 1988).

- En 1964, l'Association Médicale Mondiale a adopté la DoH. Cette déclaration affirme dans sa version de 1989 que : « les intérêts de la science et de la société ne doivent jamais primer sur le bien-être du sujet ». Dans sa version de 1996, il est précisé que : « le souci des intérêts du sujet doit toujours prévaloir sur les intérêts de la science et de la société, et dans toute étude médicale, chaque patient, y compris ceux d'un groupe témoin, le cas échéant, doit être assuré de bénéficier de la meilleure méthode diagnostique ou thérapeutique éprouvée... Il est du devoir du médecin de rester le protecteur de la vie et de la santé de la personne sur laquelle la recherche clinique est menée » (voir ci-dessous, paragraphe 2.2 de ce chapitre).

- En 1966, adoption de la convention internationale concernant les droits civiques et politiques (l'ICCPR). Elle peut être considérée comme le premier traité international juridiquement contraignant concernant l'expérimentation humaine. Dans son article 7, les Nations Unies (UN) ont incorporé le principe du consentement éclairé dans le contexte de cette activité. Cet article précise que : « Nul ne sera soumis à la torture ni à des peines ou traitements cruels, inhumains ou dégradants. En particulier, nul ne sera soumis sans son libre consentement à des expérimentations médicales ou scientifiques » (UN 1967).

- En 1966, les NIH ont créé l'Office de Protection des Risques de la Recherche (OPRR : *Office for Protection from Research Risks*), ont publié la politique pour la protection des sujets humains et ont appelé à la création d'organismes d'examen indépendants, connus plus tard sous le nom de comités d'examen institutionnels (les IRB).

- En 1968, le médecin britannique M.H. Pappworth a conseillé : « qu'aucun médecin n'a le droit de choisir des martyrs pour la science ou pour le bien général » (Pappworth 1968).

- En 1973, le rapport final du groupe consultatif concernant les expériences de Tuskegee sur la syphilis a conclu que : « La société ne peut plus se permettre de laisser à la communauté scientifique de décider de l'adéquation entre les droits individuels et le progrès scientifique ».

- En 1974 et à la suite d'une série d'audiences concernant la recherche sur des sujets humains (particulièrement la tristement célèbre étude de Tuskegee), le congrès américain a promulgué une loi sur la recherche (*National Research Act*). Une commission nationale a été créée afin d'élaborer des lignes directrices permettant de protéger les sujets humains de la recherche biomédicale et comportementale, de superviser et réglementer l'utilisation de l'expérimentation humaine en médecine (Chadwick 1997 ; Rice 2008).

- En 1975, le ministère de la santé, de l'éducation et du bien-être américain (DHEW : *Department of Health, Education, and Welfare*) a élevé la politique de 1966 des NIH pour la protection des sujets humains au statut réglementaire. Le titre 45 du CFR (*Code of Federal Regulations*), connu sous le nom de règle commune (*The Common Rule*), exige la mise en place des IRB.

- En 1979, la commission nationale américaine a publié le rapport Belmont (Principes éthiques et lignes directrices pour la protection des sujets humains). Trois principes éthiques fondamentaux ont été énoncés : Le respect des personnes, la bienfaisance et la justice (Childress *et al.* 2005 ; Vollmer et Howard 2010 ; Hiroyuki *et al.* 2022), (voir ci-dessous, paragraphe 2.4 de ce chapitre).

- En 1980, la FDA a proposé l'interdiction d'étudier des médicaments expérimentaux non thérapeutiques sur les détenus, déplaçant les tests de la phase I des essais cliniques des sociétés pharmaceutiques vers la population non carcérale (Schroeder 1983 ; McCarthy 1989 ; Obasogie et Reiter 2011).

- En 1982, publication des premières lignes directrices du Conseil des Organisations Internationales des Sciences Médicales (CIOMS) concernant la recherche biomédicale impliquant des sujets humains. Quatre principes d'éthique ont été annoncés, qui sont : le respect des personnes, la bienfaisance, la non-malfaisance et la justice (voir ci-dessous, paragraphe 2.3 de ce chapitre). L'objectif de ce document est d'aider les pays en développement à appliquer les principes de la DoH et du Code de Nuremberg.

- En 1990, la FDA a accordé au ministère de la Défense une dérogation au code de Nuremberg pour l'utilisation de médicaments et de vaccins non approuvés au cours de la guerre du Golfe (bouclier de désert ou *Desert Shield*) (Rettig 1999 ; 2000 ; Hilborne *et al.* 2005).

- En 1990, création du Conseil International pour l'Harmonisation des exigences techniques relatives aux produits pharmaceutiques à usage humain (ICH : *International Conference on Harmonisation*) entre l'Europe, le Japon et les États-Unis. L'ICH a progressivement évolué pour répondre aux évolutions mondiales (et mondialisées) du secteur pharmaceutique.

- En 1996, publication des lignes directrices de l'ICH(ICH-GCP). Depuis, elles ont été appliquées par un nombre croissant d'autorités réglementaires nationales. Elles ont même pris force de loi dans certains pays à partir de 1997 (voir ci-dessous, paragraphe 2.5 de ce chapitre).

- En 1991, l'OMS a publié les lignes directrices pour les BPC (Bonnes Pratiques Cliniques) concernant les essais de produits pharmaceutiques. Elles approuvent la DoH comme base acceptée pour l'éthique des essais cliniques (voir ci-dessous, paragraphe 2.4 de ce chapitre).

- En 1994, le président Clinton a constitué la commission consultative sur les expériences des rayonnements sur les humains (ACHRE : *Advisory Committee on Human Radiation Experiments*) et a nommé la commission consultative nationale de bioéthique en 1995 (NBAC : *National Bioethics Advisory Commission*) (Faden 1996).

- En 1995, la Cour suprême de l'État de New York statue contre la politique de l'état consistant à mener des expériences non thérapeutiques sur des personnes atteintes d'incapacité mentale (y compris des enfants) sans consentement éclairé. Le juge Edward Greenfield a statué que les parents n'avaient pas le pouvoir de faire du bénévolat pour leurs enfants : « Les parents peuvent être libres de faire d'eux-mêmes des martyrs, mais il ne s'ensuit pas qu'ils peuvent faire de leurs enfants des martyrs », disait-il (Broome et Stieglitz 1992 ; *American Academy of Pediatrics* 1995 ; English 1995 ; Nelson 2001 ; Hartman 2002 ; Santelli 2003 ; Sharav 2003 ; Wendler et Shah 2003).

- En 1997, le président Clinton a présenté des excuses officielles au sujet des expériences de Tuskegee sur la syphilis. La NBAC a poursuivi ses enquêtes sur la génétique, le consentement, la vie privée et la recherche sur les personnes atteintes de troubles mentaux. Des victimes de recherches contraires à l'éthique dans de grands centres médicaux américains (dont le NIHR : *National Institutes for Health and Care Reserch*) ont donné leurs témoignages devant la NBAC.

- En 1998, la Cour suprême du gouvernement japonais a statué que l'existence de la tristement célèbre unité 731 était acceptée dans les cercles universitaires du pays. Ainsi à la fin des années 1990, le Japon a enfin fini par reconnaître à contrecœur l'existence de cette unité meurtrière top secrète. Mais, il a catégoriquement refusé de discuter de ses activités et de ses expériences atroces sur des civils chinois et coréens dans les années 1930 et 1940. Ces expériences inhumaines avaient pour principaux objectifs le développement d'armes chimiques et biologiques (Harris 2002 ; Brody*et al.* 2014 ; McCurry 2018). Ces objectifs ont inspiré, dès la fin de la deuxième guerre mondiale, les Américains à développer un programme identique top secret. Les résultats des expériences japonaises et nazies ont été utilisés par ce programme, et même certains bourreaux (Japonais et nazis) qui l'ont mené ont été engagés et protégés (Krifi 2024)

- En 1999, ratification de la Convention sur les Droits de l'Homme et la Biomédecine (CHRB) qui a été élaborée par le Conseil de l'Europe dès novembre 1996 (voir ci-dessous, paragraphe 2.6 de ce chapitre). C'est le premier important traité international axé sur la bioéthique et la protection des droits de l'homme (Council of Europe 1994 ; Dommel et Alexander 1997 ; de Wachter 1997).

- En 2001, la cour d'appel de Maryland rend une décision historique affirmant : « L'intérêt supérieur de l'enfant » comme norme pour la recherche médicale impliquant des enfants. La Cour a interdit sans équivoque l'expérimentation non thérapeutique sur les enfants (Sharav 2003 ; Litton 2008).

2. *LES RÉFÉRENTIELS D'ÉTHIQUE MÉDICALE*

Les atrocités commises dans le cadre de la médecine dans certains pays, pendant et surtout hors temps de guerre, ont nécessité une approche nouvelle, aboutissant à un cadre de normes bioéthiques modernes. Depuis la fin de la seconde guerre mondiale, nous avons assisté à un vaste mouvement vers l'introduction de réglementations internationales normatives pour la recherche médicale. Cette tendance a commencé avec la promulgation du Code de Nuremberg de 1947. Mais, depuis cette période, les barrières nationales emprisonnant la recherche se sont progressivement brisées. Les principes d'échange et de coopération transversaux ont permis une plus grande mobilité des chercheurs au niveau bilatéral et international. Nous avons aussi assisté à une plus grande circulation des données, stimulée par l'essor des nouvelles techniques d'informations et de communications. En plus, les biotechnologies, les sciences biologiques et biomédicales se sont rapidement et mondialement développées avec des possibilités sans précédent d'interférer avec les aspects fondamentaux de la vie humaine. Aussi, la création et le développement d'une gamme de plus en plus grande et diversifiée de nouveaux produits thérapeutiques nécessitent la réalisation des essais cliniques d'envergure mondiale dans différentes régions du monde et impliquant (souvent) des populations particulièrement vulnérables. Tout ceci a poussé les organisations internationales concernées à concentrer leurs efforts pour faire évoluer les normes d'éthique pour qu'elles répondent et s'adaptent à cette nouvelle situation mondiale ; d'où les recommandations pertinentes émises successivement par : la Déclaration d'Helsinki, le Conseil des Organisations Internationales des Sciences Médicales, la législation de l'Union européenne, l'Organisation Mondiale de la Santé, les déclarations de l'UNESCO, la Conférence Internationale sur l'Harmonisation, la convention sur les droits de l'homme et la biomédecine, etc. Les recommandations de ces différents référentiels et sources s'accordent sur le fait que les études cliniques réglementaires doivent être bien conçues, correctement réalisées par des enquêteurs qualifiés et menées conformément à des principes rigoureux d'éthique adoptés par la communauté mondiale.

En conséquence, de nos jours, l'éthique concernant les expériences et la recherche médicale sur les sujets humains doit être évaluée en se référant aux codes et référentiels suivants :

2.1. Le Code de Nuremberg : *Contexte historique, principe et critiques*

Au lendemain de la seconde guerre mondiale, les procès de Nuremberg des médecins nazis, qui ont duré 139 jours, se sont concentrés sur vingt-trois accusés. Le tribunal militaire de Nuremberg a constaté que depuis le déclenchement de cette guerre, des expériences médicales criminelles sur des ressortissants non allemands, tant des prisonniers de guerre que des civils, y compris des juifs et des personnes dites marginales, ont été menées à grande échelle en Allemagne et dans les pays occupés. Le Tribunal a qualifié ces expériences non consenties de crimes de guerre et de crimes contre l'humanité, condamnant à mort sept des seize accusés, médecins et scientifiques (Perley*et al.* 1992 ; Amiel 2009 ; History 2021).

Dans ce contexte, les juges du tribunal militaire de Nuremberg ont élaboré (en août 1947) des lignes directrices concernant les expériences cliniques autorisées. À partir de 1963 environ, ces lignes directrices ont été appelées « Code de Nuremberg », leur conférant ainsi le statut de document fondamental concernant la procédure d'une recherche morale sur des sujets humains. Il a ainsi constitué les premières normes internationales définissant les contours éthiques des expériences médicales humaines autorisées (*Trials of War Criminals Before the Nuernberg [Nuremberg] Military Tribunals Under Control Council Law No. 10, Washington, U.S. Government Printing Office*, 1949-1953, vol. I et II ; BMJ 1996 ; Meier 2002 ; Talati 2007 ; Czech *et al.* 2017). Le but de ce code, qui n'est pas un traité contraignant, était d'obliger les investigateurs (médecins, chercheurs, etc.) à respecter les concepts moraux, éthiques et juridiques lors de l'exercice de leur activité, pour ne jamais répéter les comportements et les atrocités commises au nom de l'expérimentation médicale pendant la guerre. Ce code comporte dix principes, dont deux traitent du consentement éclairé. Le premier principe définit le consentement volontaire et les informations que les médecins doivent fournir aux sujets recrutés avant d'obtenir leur acceptation. Dans son intégralité le premier principe exige que : « le consentement volontaire du sujet humain est absolument essentiel. Cela signifie que la personne concernée doit avoir la capacité juridique de donner son consentement, doit être située de manière à pouvoir exercer son libre choix, sans l'intervention d'aucun élément de force, de fraude, de tromperie, de contrainte, de harcèlement ou autre forme ultérieure de contrainte ou de coercition, et doit avoir une connaissance et une compréhension suffisantes des éléments du sujet concerné lui permettant de prendre une décision éclairée. Ce dernier élément exige qu'avant l'acceptation d'une décision affirmative par la personne volontaire, on lui fasse connaître la nature, la durée et le but de l'expérience, la méthode et les moyens par lesquels elle va être menée ainsi que tous les inconvénients et les dangers auxquels on peut raisonnablement s'attendre, sur sa santé ou sur sa personne, qui pourraient éventuellement résulter de sa participation à l'expérience. Le devoir et la responsabilité de s'assurer de la qualité du consentement incombent à chaque individu qui initie, dirige ou s'engage dans l'expérience. C'est un devoir et une responsabilité personnels qui ne peuvent être impunément délégués à un autre » (BMJ 1996 ; Meier 2002 ; Amiel 2011).

Le Code de Nuremberg exige en outre : « que durant le déroulement de l'expérience, le sujet humain volontaire ait le droit de mettre fin à sa participation s'il a atteint l'état physique ou mental où la poursuite de l'expérience lui semble impossible ». Permettre à un sujet de mettre fin à sa participation à volonté renforce la conviction que la recherche ne devrait être menée que sur des sujets volontaires et totalement consentants. Pour les études qui pourraient créer des risques excessifs pour les participants, le Code de Nuremberg a défini des dispositions relatives : à l'utilité de l'expérience, aux exigences d'études animales préalables, à la prévention des souffrances physiques et mentales, à l'adéquation des installations, à la qualification du personnel et aux procédures de résiliation. Il a appelé aussi à l'abstention lorsqu'il y a un doute que la mort ou une invalidité grave est possible, ou lorsque le risque pour l'individu est disproportionné par rapport au bénéfice attendu pour l'ensemble de la communauté (BMJ 1996 ; Meier 2002 ; Talati 2007).

Avant celui de Nuremberg, il n'existait pas à l'échelle mondiale de code de conduite généralement accepté régissant les aspects éthiques de la recherche sur les humains, même si certains pays, notamment l'Allemagne et la Russie, avaient des politiques nationales dans cet objectif. Ainsi, lors des expériences sur les humains et l'exercice de leur métier, les médecins et les scientifiques ne se fiaient qu'à leur propre jugement moral et à leur interprétation du serment d'Hippocrate. Peu d'attention était accordée aux circonstances dans lesquelles la recherche devait être effectuée, y compris la question du consentement. La mise en place de ce Code n'a pas laissé beaucoup de place au doute quant à la qualification de ce qui était, et ce qui n'était pas, une recherche médicale autorisée (éthiquement acceptable). Bien qu'il soit considéré comme la première source de droit international réglementant l'expérimentation humaine, il n'a cependant pas eu beaucoup d'impact sur les pratiques de la recherche dans le monde, en raison de son caractère non contraignant en vertu du droit des états nationaux. De plus, les médecins et les scientifiques occidentaux l'ont critiqué en le considérant trop intransigeant, trop inhospitalier pour l'avancement de la science et limitant inutilement la recherche médicale. Ainsi, ils n'en ont pas pris compte. Ils ont continué à mener leur activité de recherche médicale en pratiquant, à travers le monde, des expériences non éthiques, utilisant des sujets humains à leur insu, sans leur consentement et parfois au mépris de leurs droits les plus élémentaires (Bélanger 1983 ; Shuster 1997 et 1998 ; Lenrow 2006 ; Amiel et Vialla 2009 ; Henry *et al.* 2018). Cependant, même si le Code de Nuremberg lui-même n'a pas réussi à améliorer grandement l'état de l'expérimentation sur l'être humain, il a néanmoins donné l'impulsion à un large débat éthique, qui a contribué à la formulation de futures directives internationales concernant la recherche biomédicale en général et les essais cliniques en particulier (Pappworth 1968 ; Beecher et Dorr 1970 ; Moreno1997 ; Morin 1998 ; Childress 2000 ; Meier 2002 ; Amiel 2011).

2.2. La Déclaration d'Helsinki (DoH)

Durant sa 18e assemblée générale tenue en juin 1964 à Helsinki (Finlande), l'Association Médicale Mondiale (*World Medical Association* : WMA) a lancé la DoH pour concevoir un mécanisme d'autorégulation protégeant, au niveau international, les sujets humains impliqués dans la recherche biomédicale. Cette déclaration traitait plus spécifiquement de la recherche clinique, reflétant les changements par rapport au terme « Expérimentation humaine » utilisé dans le Code de Nuremberg. Dans le domaine de l'éthique, elle est largement acceptée comme étant le document directeur le plus influent et une norme minimale universelle dans la mise en place de protections statutaires pour les sujets humains. Bien que certains pays exigent des protections encore plus strictes, elle a influencé la formulation de législations et de codes de conduite internationaux, régionaux et nationaux. Examinée attentivement, elle montre une description plus explicite et d'une distinction entre la recherche « clinique » (ou thérapeutique) et la recherche « biomédicale non clinique » (ou non thérapeutique). Cette distinction a établi des considérations spécifiques lorsque la recherche est effectuée à des fins partiellement thérapeutiques plutôt qu'à des fins uniquement d'investigation (Meier 2002). Comme le Code de

Nuremberg, la DoH contient des dispositions exigeant le consentement des sujets avant leur participation à la recherche. Elle énonce le principe de base suivant : « Dans toute recherche sur l'être humain, chaque sujet potentiel doit être informé de manière adéquate sur les objectifs, les méthodes, les bénéfices attendus, les risques potentiels et l'inconfort que cette recherche peut entraîner. Le sujet doit être informé de son droit de s'abstenir de participer à l'étude ou de retirer son consentement à y participer à tout moment sans représailles... Le médecin doit alors obtenir le consentement libre et éclairé du sujet, de préférence par écrit, doit être particulièrement prudent si le sujet est en une relation de dépendance avec l'investigateur ou peut consentir sous la contrainte, etc. » (Faden et Beauchamp1986 ; Meier 2002 ; Talati 2007 ; Druml et Singer 2011 ; WMA 2013).

Après son adoption en 1964, la DoH a été révisée sept fois. La plus récente révision a été effectuée en octobre 2013 (WMA 2008 et 2013). Elle a été considérablement enrichie et a ainsi augmenté en longueur, passant de 11 paragraphes en 1964 à 37 dans sa version de 2013. Elle comprend des principes de base et des principes opérationnels.

Concernant le respect de la personne, elle insiste sur les principes suivants :

a) Le droit à l'autodétermination et le droit de prendre des décisions éclairées concernant la participation à la recherche, tant au début que pendant le déroulement de la recherche,

b) le devoir de l'investigateur est uniquement envers le patient ou le bénévole, et bien qu'il y ait toujours un besoin de recherche, le bien-être du sujet doit toujours primer sur les intérêts de la science et de la société et les considérations éthiques doivent toujours primer sur les lois et règlements,

c) la reconnaissance de la vulnérabilité accrue des individus et des groupes appelle à une vigilance particulière

d) les intérêts du sujet, une fois l'étude terminée, doivent faire partie de l'évaluation éthique globale, notamment en garantissant son accès aux meilleurs soins éprouvés.

En ce qui concerne les principes opérationnels, la DoH précise que :

a) La recherche doit être basée sur une connaissance approfondie du contexte scientifique, une évaluation minutieuse des risques et des

avantages, avoir une probabilité raisonnable de bénéfice pour la population étudiée et être menée par des chercheurs dûment formés utilisant des protocoles approuvés soumis à un examen éthique indépendant et à la surveillance d'un comité dûment convoqué,
b) les informations concernant l'étude doivent être accessibles au public,
c) les investigations expérimentales doivent toujours être comparées aux meilleures méthodes, mais dans certaines circonstances, un placebo ou un groupe témoin peut être utilisé
d) les méthodes non éprouvées doivent, dans la mesure du possible, être testées dans le contexte d'une recherche dont il existe une conviction raisonnable quant à leur bénéfice possible.

Pour un bref rappel, la version de 2013 de la DoH énonce entre autres les exigences (recommandations) suivantes :
- La nécessité de protéger les populations vulnérables impliquées dans la recherche médicale.
- La recherche doit être fondée sur la connaissance acquise au laboratoire et suite à l'expérimentation animale.
- Le protocole d'un essai clinique doit être revu par un comité d'éthique indépendant et les investigateurs doivent signaler tout événement indésirable grave à ce comité.
- La conception de toutes les études devrait être publiquement disponible.
- Les investigations doivent être interrompues si les risques sont jugés supérieurs aux bénéfices potentiels.
- La recherche n'est justifiée que s'il existe une probabilité raisonnable que les populations, dans lesquelles la recherche est menée, bénéficient des résultats de la recherche.
- La participation à un essai doit être volontaire et les participants doivent être informés.
- Les médecins doivent obtenir le consentement libre et éclairé de chaque participant.
- Les sujets qui ne peuvent pas fournir eux-mêmes un consentement éclairé (par exemple les enfants) ne doivent être inclus que dans la recherche ne pouvant pas être effectuée sur d'autres sujets à la place.
- Les avantages, les risques, les inconvénients et l'efficacité d'une nouvelle thérapie doivent être comparés à ceux de la meilleure thérapie actuellement disponible. Les essais contrôlés par placebo

ne sont autorisés que s'il n'existe aucun traitement éprouvé ou dans des circonstances particulières.

- À la fin de l'étude, tous les participants à l'essai doivent être assurés d'avoir accès à la meilleure thérapie éprouvée identifiée par l'étude. Les modalités d'accès après l'essai doivent être décrites dans le protocole d'essai.
- Lorsque la recherche médicale est associée à des soins médicaux, le médecin doit informer le patient des aspects des soins qui sont liés à la recherche.
- Une indemnisation et un traitement appropriés doivent être assurés pour les sujets qui subissent un préjudice du fait de leur participation à la recherche (Schipper 2008 ; Beauchamp et Childress 2009).

La DoH est un document important dans l'histoire de l'éthique de la recherche car c'est le premier effort important de la communauté médicale pour réglementer la recherche elle-même. Elle prévaut sur toute loi ou réglementation nationale ou locale, si elle assure un niveau de protection des humains plus élevé que celui donné par ces lois. La réglementation européenne précise que les essais cliniques, fournissant les données sous-jacentes pour les applications marketing de nouveaux médicaments, doivent se conformer à la DoH. Étant rédigée par les médecins pour des médecins, elle leur est moralement (mais non légalement) contraignante. Cependant, cette tentative d'autorégulation s'est éloignée des exigences rigides du Code de Nuremberg. Elle a assoupli les conditions de consentement, qui étaient « absolument essentielles » sous Nuremberg. Désormais, la recherche était autorisée sans consentement personnel lorsqu'un consentement par procuration, tel qu'un tuteur légal, était disponible. Elle annonce que lorsque le participant à la recherche est incompétent physiquement ou mentalement incapable de donner son consentement, ou est mineur, une autorisation doit alors être envisagée pour un consentement de substitution par une personne agissant dans le meilleur intérêt du sujet. Dans ce cas, leur consentement doit quand même être obtenu si cela est possible. En outre, les versions de la DoH d'avant 2000 prévoyaient qu'un médecin pouvait suspendre l'exigence de consentement lorsque la recherche était thérapeutique et si le médecin a donné ses raisons de le faire. Elle reconnait aussi qu'au moins pour la recherche clinique : « Il est essentiel que les résultats des expériences de laboratoire soient appliqués aux êtres humains dans l'objectif d'approfondir les connaissances scientifiques et aider l'humanité souffrante ».

2.3. Les lignes directrices de l'OMS/CIOMS

Divers documents, référentiels et lignes directrices concernant le respect de l'éthique dans la recherche biomédicale ont été publiés à travers le monde, par des organisations et comités nationaux. Au contraire, d'autres pays n'ont pas de réglementation encadrant les essais cliniques ou leur réglementation existante est insuffisante. Compte tenu des diversités nationales concernant les situations socio-économiques, les arrangements juridiques et réglementaires et les dispositions exécutives et administratives, une décision a été prise de consolider toutes les recommandations nationales en une seule ligne directrice universelle destinée à être utilisée à l'échelle mondiale. Dans cet objectif, l'OMS a élaboré des lignes directrices pour les bonnes pratiques cliniques (BPC ou GCP) concernant les essais de produits pharmaceutiques. Elles approuvent la DoH comme base acceptée pour l'éthique des essais cliniques. Ces BPC de l'OMS peuvent être considérées comme des normes internationales de qualité pour la conduite d'essais cliniques impliquant la participation de sujets humains (Idänpään-Heikkilä 1994 ; Switula 2000). Elles sont destinées aux autorités sanitaires compétentes des pays concernés, qui peuvent alors les appliquer, en partie ou en totalité, comme base sur laquelle les essais cliniques seront menés.

Le CIOMS (Conseil des Organisations Internationales des Sciences Médicales) est une organisation non gouvernementale internationale, créée en 1949, qui opère dans le cadre des relations particulières avec les Nations Unies (ONU) et deux de ses agences, l'OMS et l'UNESCO. Dans les années 1970, le CIOMS a entrepris la préparation des lignes directrices permettant d'indiquer comment les principes d'éthiques (tels que ceux de la DoH) dans la recherche biomédicale impliquant des sujets humains pourraient être effectivement et pratiquement appliqués, en particulier dans les pays en développement (Otte *et al.* 2005 ; CIOMS 2016). Les premières lignes directrices du CIOMS ont été publiées en 1982. Elles ont annoncé trois principes d'éthique pour la conduite de la recherche biomédicale, qui sont : Le respect des personnes, la bienfaisance et la justice. Le respect des personnes comprend celui de la notion d'autonomie et du droit et de la capacité d'autodétermination. Une personne doit avoir la possibilité de délibérer sur ses choix personnels afin de respecter son droit à l'autodétermination. Le chercheur-investigateur y parvient en suivant les lignes directrices applicables au consentement éclairé. Ainsi, le consentement éclairé est crucial pour les principes du CIOMS guidant la recherche biomédicale (CIOMS 2016).

Les lignes directrices du CIOMS élargissent la composante d'examen indépendant de la DoH, plutôt que d'avoir des comités d'examen servant simplement à fournir des commentaires. Elles accordent aux comités indépendants d'examen éthique le pouvoir d'approuver ou de rejeter les protocoles de recherche. En outre, elles surpassent la DoH dans leur protection des populations vulnérables. Elles énumèrent spécifiquement comme vulnérables à l'expérimentation non consensuelle : Les femmes enceintes et allaitantes, les prisonniers, les enfants et les personnes atteintes de troubles mentaux ou comportementaux. Ainsi, les lignes directrices 6-9 du CIOMS définissent les populations vulnérables à protéger comme suit : « Ceux qui ont une incapacité substantielle à protéger leurs propres intérêts en raison d'obstacles ; tels que le manque de capacité à donner un consentement éclairé, le manque de moyens alternatifs pour obtenir des soins médicaux ou d'autres nécessités coûteuses ; ou le fait d'être un mineur ou un membre subalterne d'un groupe hiérarchisé ». Les lignes directrices du CIOMS sont aussi les premières à réglementer spécifiquement la façon dont les chercheurs, financés par les pays développés, utilisent des sujets des pays en développement pour réaliser des expérimentations. Premièrement, elles exigent que ces sujets ne soient pas utilisés dans des expériences qui pourraient être raisonnablement bien menées sur des sujets des pays développés. Deuxièmement, elles prévoient que la recherche médicale doit répondre aux besoins de santé de la communauté dans laquelle elle va être menée. Enfin, elles exigent que la recherche financée par des sources externes obtienne l'approbation des comités d'examen éthique dans les états d'origine et d'accueil (CIOMS 1992).

Les nouveaux développements dans la recherche biomédicale nationale et transversale, les lois et réglementations et les dispositions exécutives et administratives ont incité le CIOMS à revoir ses directives d'éthiques ; ainsi plusieurs versions révisées ont été publiées depuis 1982. Des réponses à un certain nombre de questions urgentes en matière d'éthique de la recherche ont alors été apportées dans la nouvelle version de 2016 des lignes directrices CIOMS. Elles soulignent la nécessité d'une recherche médicale ayant une valeur scientifique et sociale, fournissent des recommandations spéciales pour les investigations liées à la santé dans les milieux à faibles ressources, détaillent les dispositions relatives à l'implication des groupes vulnérables dans la recherche et décrivent dans quelles conditions les échantillons biologiques et les données relatives à la santé peuvent être utilisés pour la recherche (Meier 2002 ; Talati 2007 ; CIOMS 2016). Les lignes directrices internationales d'éthique pour la conduite de la recherche biomédicale impliquant des sujets humains de l'OMS et CIOMS servent généralement de modèle aux états qui rédigent une législation nationale encadrant ce domaine (CIOMS/WHO 1993).

2.4. Le rapport Belmont

En réponse à plusieurs scandales liés à la recherche utilisant des sujets humains, la Commission Nationale de Protection des Sujets Humains de Recherche Biomédicale et Comportementale (*National Commission for Protection of Human Subjects of Biomedical and Behavioural Research*) américaine a publié, en avril 1979, le rapport Belmont. C'est une déclaration de principes et de lignes directrices de base qui fournissent un cadre analytique pour guider la résolution des problèmes éthiques découlant de ce type d'activité de recherche. Brièvement, les principes éthiques de base définis dans ce rapport comprennent :
- Le respect des personnes : Ce principe reconnaît la dignité et la liberté de chaque personne. Cela implique de traiter les individus comme des personnes autonomes, capables de choisir par elles-mêmes. Dans le cas des personnes ayant une autonomie limitée, une protection supplémentaire, allant même jusqu'à les exclure des activités susceptibles de leur nuire, devrait être préconisée. L'étendue de la protection dépendrait de la nature du risque potentiel de préjudice et de la probabilité d'un bénéfice. L'application de ce principe implique un processus de consentement éclairé au cours

duquel les sujets reçoivent toutes les informations (sous une forme compréhensible) nécessaires pour qu'un individu prenne la décision de participer volontairement à une étude. Ainsi, la notion d'autonomie a été introduite dans le débat médical en Amérique et elle est devenue le moteur dominant du comportement éthique dans la recherche utilisant des sujets humains. Le principe d'autonomie a été formalisé dans le document du consentement éclairé pour la participation à la recherche et a rapidement été adopté en éthique médicale et clinique, de manière formelle ou informelle.

- Le bénéfice : Ce principe exige que les chercheurs doivent concevoir des mécanismes qui maximisent les bénéfices et minimisent les préjudices associés à la recherche. Ce qui nécessite une évaluation des risques potentiels par rapport aux avantages escomptés (promotion de la santé, bien-être, etc.). Les risques liés à la recherche doivent être raisonnables au regard des bénéfices attendus. En effet, l'histoire de la recherche sur des sujets humains a clairement démontré que les obligations de bienfaisance et de non-malfaisance, ainsi que le recours à la vertu des scientifiques, étaient insuffisants.
- La justice : Ce principe prône un traitement équitable pour tous et une répartition équitable des risques et des bénéfices de la recherche. Le moyen le plus sûr de faire respecter la justice était de faire respecter le principe d'autonomie. Ainsi, ce principe interdit l'exploitation des personnes vulnérables (celles économiquement défavorisées, celles ayant une capacité cognitive limitée, celles involontairement institutionnalisées, etc.) et les personnes qui sont facilement manipulables en raison de leur situation. Cela exige également que le chercheur vérifie que le groupe des sujets potentiels est approprié pour la recherche et que le recrutement des bénévoles est juste et impartial.

Bien qu'il n'ait jamais été officiellement adopté par le Congrès américain ou par le ministère de l'Éducation sanitaire et du Bien-être social (aujourd'hui le ministère de la Santé et des Services Sociaux), le rapport Belmont (principes éthiques et lignes directrices pour la protection des sujets humains de recherche) a entraîné un changement radical dans la manière de mener une recherche biomédicale. Il a servi de cadre éthique pour la protection des sujets humains et ses recommandations ont été incorporées dans d'autres lignes directrices. Il a constitué un document de référence essentiel pour les comités d'examen institutionnel (IRB). Ces derniers examinent et garantissent que les propositions de recherche, impliquant des sujets humains menées ou soutenues par les services de santé humaine (HHS : *Human Health Services*), répondent aux normes éthiques et de la réglementation (Chwartz 2014 ; Koski 2017 ; Nambisan 2017 ; Montgomery 2020).

2.5. Les directives pour les BPC de l'ICH

Les BPC sont des normes internationales de qualité éthique et scientifique pour la conception, la conduite, l'enregistrement et la communication d'essais cliniques impliquant la participation de sujets humains. Le respect de ces normes garantit que les droits, la sécurité et le bien-être des sujets d'essai sont protégés, conformément aux principes qui trouvent leur origine dans la DoH, et que les données des essais cliniques sont crédibles. La Conférence Internationale sur l'Harmonisation (*International Conference on Harmonization* : ICH) est une initiative tripartite (entre États-Unis, Union européenne et Japon) réunissant les régulateurs et les représentants de l'industrie. Son objectif et de décider des procédures nécessaires à mettre en place pour « assurer et évaluer la sécurité, la qualité et l'efficacité des médicaments ». Ainsi, des directives de BPC d'Harmonisation des exigences techniques pour l'enregistrement des produits pharmaceutiques à usage humain (ICH-BPC : *Harmonisation of Technical Requirements for Registration of Pharmaceuticals for Human Use Good Clinical Practice*) ont été établies. Ces directives visent l'encadrement de la conduite de la recherche clinique impliquant des sujets humains en tenant compte des BP de l'Union européenne, du Japon et des États-Unis, ainsi que celles de l'Australie, du Canada, des pays nordiques et de l'OMS. Elles représentent un consensus entre les perspectives de l'industrie et de la réglementation concernant les protections qui devraient s'appliquer universellement aux sujets humains. Ainsi, les directives de BPC de l'ICH fournissent des normes unifiées afin de faciliter l'acceptation mutuelle des données cliniques par les autorités réglementaires, les juridictions et l'industrie de ces pays. Elles doivent être suivies lors de la génération de données d'essais cliniques destinées à être soumises aux autorités réglementaires de ces différentes parties. Les principes établis dans ces lignes directrices peuvent également être appliqués à d'autres investigations cliniques susceptibles d'avoir un impact sur la sécurité et le bien-être des sujets humains (EMA 2018).

Les directives ICH-BPC définissent en détail les responsabilités et les obligations des parties engagées dans la recherche clinique pour assurer la protection des sujets enrôlés dans l'essai et garantir la qualité et la crédibilité des données obtenues. Alors, elles sont actuellement plus largement acceptées à l'échelle internationale, formant la base des BPC dans un grand nombre de pays. Elles constituent ainsi des normes internationales de qualité, éthique et scientifique, pour la conception, la conduite, l'enregistrement et la notification des essais cliniques impliquant la participation de sujets humains. Elles comprennent des recommandations spécifiques relatives au consentement éclairé, indiquant que : « Le consentement éclairé est un processus par lequel un sujet confirme librement sa volonté de participer à un essai particulier, après avoir été informé de tous les aspects pertinents de l'essai, lui permettant de décider d'y participer ou non. Il est documenté au moyen d'un formulaire de consentement éclairé écrit, signé et daté ». Pour garantir un consentement éclairé valide, il est précisé que les enquêteurs doivent se conformer aux directives réglementaires détaillées énoncées par l'ICH-BPC (Englev et Petersen 2003 ; Talati 2007 ; EMA 2021).

2.6. La convention CHRB sur les droits de l'homme et la biomédecine

En novembre 1996, le comité des ministres du Conseil de l'Europe a approuvé l'adoption formelle de la convention sur les droits de l'homme et la biomédecine, la CHRB (*Convention on Human Rights and Biomedicine*). Cette convention paneuropéenne vise à harmoniser les réglementations nationales disparates concernant les questions de bioéthique. Le projet de cette convention, publié en juillet 1994, a provoqué un vif débat public, professionnel et gouvernemental parmi les pays européens, notamment en ce qui concerne les dispositions relatives à la recherche biomédicale impliquant des sujets incapables de donner leur consentement éclairé. Suite à sa ratification, la CHRB est devenue le premier traité ayant une force contraignante au niveau international qui fournit un cadre juridique et bioéthique général sur la médecine et la recherche scientifique. Son principe est que : « l'intérêt et le bien-être de l'être humain doivent prévaloir sur les seuls intérêts de la société ou de la science ». Son but est : « de protéger la dignité et l'identité de tous les êtres humains et de garantir à chacun, sans discrimination, le respect de son intégrité et des autres droits et libertés fondamentales en ce qui concerne l'application de la biologie et de la médecine » (Council of Europe 1994 et 1997 ; Dommel et Alexander1997 ; Meier 2002). Cette convention constitue le premier accord international contraignant ayant abordé la vulnérabilité de populations spécifiques concernant la recherche et l'expérimentation médicales ; car elle exige que chaque état doive donner effet aux dispositions de la convention dans son droit interne.

La CHRB vise aussi à fournir une norme claire de consentement éclairé et à restreindre ainsi l'approche paternaliste qui pourrait ignorer le souhait du patient. Par exemple, elle énonce dans son article 5 la règle générale du consentement éclairé à la recherche thérapeutique, en exigeant que le sujet reçoive une information appropriée sur le but et la nature de l'intervention, ainsi que sur ses conséquences et ses risques. Elle donne en outre au sujet le droit de se retirer d'une expérience à tout moment. En même temps, elle a fixé des exigences plus restrictives concernant le consentement pour la recherche non thérapeutique. Son article 16 disait que la recherche sur une personne ne peut être entreprise que si le consentement nécessaire prévu par l'article 5 a été donné expressément, spécifiquement et de manière documentée. En outre, elle considère les sujets appartenant à des populations vulnérables comme intrinsèquement incapables de donner leur consentement, et elle a ainsi limité sévèrement l'utilisation des populations vulnérables pour la recherche non thérapeutique. Au-delà du consentement individuel, la CHRB protège l'autonomie des sujets en exigeant un examen par un comité d'éthique multidisciplinaire indépendant. Ce comité doit examiner l'acceptabilité éthique et juridique du protocole de la recherche avant son application. Cependant, dans son article 17, la CHRB a prévu deux exceptions permettant la recherche non thérapeutique sur des sujets incapables de donner leur consentement. Ces deux exceptions sont :

a) lorsque la recherche a pour but de contribuer à travers une amélioration significative de la compréhension scientifique de l'état, de la maladie ou du trouble de l'individu à l'obtention ultime de résultats susceptibles de conférer un bénéfice à la personne concernée ou à d'autres personnes de la même catégorie d'âge, ou atteintes de la maladie ou de trouble identique ou ayant le même état,

b) la recherche ne comporte qu'un risque et un fardeau minimum pour l'individu concerné. Cette exception se justifie simplement par le fait que la population concernée, et non l'individu, peut en fin de compte bénéficier des résultats escomptés de la recherche. En effet, cette disposition adopte la position américaine selon laquelle : « Si l'expérimentation est peu risquée, alors il est acceptable de procéder ».

La plupart des dispositions générales et des exigences de la CHRB sont comparables à celles de la réglementation fédérale américaine régissant la recherche sur des sujets humains. Il existe, cependant, des différences importantes dans leur portée et leur applicabilité ; particulièrement dans les domaines importants suivants : l'indemnisation des blessures, la participation à la recherche de personnes ayant une capacité limitée, le consentement, la procréation assistée, la transplantation d'organes et la recherche dans des situations d'urgence. La CHRB représente une étape importante de la bioéthique internationale et de la protection des droits de l'homme à laquelle il sera probablement fait référence de plus en plus souvent (Dommel et Alexander1997 ; Meier 2002 ; Raposo 2016).

3. *LE CONSENTEMENT ÉCLAIRÉ* : *Dénominateur commun des référentiels d'éthique*

Les droits humains fondamentaux confèrent un sens à la vie de chacun dès sa naissance et sont aussi applicables à son libre choix de la manière dont il dispose de son corps, à son autonomie et à son autodétermination. Le consentement éclairé est l'un des éléments clés pour la protection du bien-être des patients ou des participants volontaires à la recherche biomédicale. Dans la Grèce antique, Platon décrit dans son livre « *The Statesman* : l'homme État » que si un médecin oblige son patient à faire ce qu'il faut contre les normes acceptées, cela ne sera pas considéré comme une erreur. Bien que cela ne se reflète pas dans l'ancienne version de son serment, Hippocrate (avant Platon) affirmait que des informations devaient être fournies au patient pour lui permettre de coopérer avec le médecin afin de donner son consentement (Dalla-Vorgia *et al.* 2001). Plus récemment, ironiquement, l'Allemagne a été le premier pays occidental à exiger officiellement le consentement éclairé pour la recherche non thérapeutique. En effet, le ministre prussien des affaires religieuses, éducatives et médicales a émis, en 1900, une directive d'éthique après qu'il fut révélé qu'Albert Neisser avait injecté du sérum syphilitique à des prostituées à leur insu et sans leur consentement (Vollmann et Winau 1996b ; Weindling 2001). En 1931, le ministre de l'Intérieur du Reich a introduit des lignes directrices sur la thérapie innovante et l'expérimentation scientifique suite à une enquête sur la catastrophe de Lübeck, au cours de laquelle 75 nourrissons sont morts et 168 autres ont développé la tuberculose après avoir reçu un lot contaminé de vaccin oral BCG (Berlin correspondent 1931 et 1932 ; Bonah et Menut 2004). S'il est clair que le concept de base du consentement éclairé a été développé bien avant la seconde guerre mondiale, il n'a pas réussi à empêcher les nazis de mener des expériences contraires à l'éthique (Caplan 1991). C'est le Code de Nuremberg de 1947, issu du procès d'après-guerre des médecins responsables de ces expériences, qui est généralement considéré comme le premier document à établir des règles éthiques pour l'expérimentation humaine fondées sur le consentement éclairé. Plus tard, les grandes lignes du consentement éclairé de ce Code ont été codifiées dans le document de la DoH (Kumar 2013) de 1964. La DoH a souligné l'importance de demander à un comité d'éthique d'examiner chaque proposition de recherche, qui doit comprendre une fiche d'information sur le patient/participant et un formulaire de consentement éclairé. Quelques années après la DoH, la découverte de scandales sanitaires liés à des expérimentations médicales inhumaines menées par des médecins américains a été à l'origine de l'apparition du rapport Belmont de 1979 (Krifi 2024). Le respect des personnes était l'un des trois principaux principes éthiques de ce rapport. Il affirmait la décision autonome d'un patient « prudent et raisonnable » de se porter volontaire pour s'inscrire à une recherche après avoir compris les risques et les avantages encourus. Il déterminait les conditions préalables au consentement éclairé comme suit : Le patient ou le participant à la recherche doit être compétent et a parfaitement compris les faits qui lui sont divulgués avant de donner librement son consentement.

Le consentement éclairé est un ensemble de règles visant à protéger le bien-être des personnes soumises à des expérimentations médicales. Il est devenu une condition préalable obligatoire à toute recherche médicale menée sur les humains et n'ayant pas pour but le traitement thérapeutique d'un patient. Le consentement est implicite lorsqu'un médecin est autorisé à procéder à un examen physique et à des investigations de routine. Cela devient plus restreint lorsqu'une patiente doit être examinée de manière plus intime et lorsque des investigations invasives sont nécessaires. Le consentement devra ici être plus explicite sous forme orale ou écrite. Mais, lorsque des interventions plus risquées, des procédures chirurgicales et un suivi à long terme sont impliqués, un consentement écrit est requis à titre de garantie. Toute intervention médicale (autre que le diagnostic, la guérison et la vaccination) est exclue en toutes circonstances si le sujet humain volontaire (et particulièrement le mineur et le sujet incompétent pour d'autres raisons) n'avait pas donné son consentement sans ambiguïté (par écrit) après une explication appropriée et des informations adéquates sur les conséquences négatives possibles de l'intervention (Levine 1991 ; Goss 2017). Dans le cas de participants mineurs et incompétents, les parents ou les représentants légalement autorisés pourraient donner leur consentement. Le consentement des mineurs est appelé assentiment. Toute contrainte, influence indue, erreur ou fraude annulerait le consentement contractuel. Au Royaume-Uni, les directives du *General Medical Council* fixent l'âge de consentement à 16 ans. Généralement, le refus d'un enfant est respecté, mais peut être annulé par le tribunal dans l'intérêt supérieur de l'enfant dans certains cas, sauf en Écosse. Aux États-Unis, les « Mineurs émancipés » peuvent donner librement leur consentement. Sont considérés comme « Mineurs émancipés » les adolescents de moins de 18 ans qui sont mariés, veufs, divorcés ; ou dans l'une des situations suivantes : Avoir un enfant, être enceinte, enrôlés dans les forces armées, avoir la capacité de gagner de l'argent pour vivre séparément de leurs parents (Kumar 2013). En Inde, le consentement des mineurs s'effectue entre 7 et 18 ans (Nandimath 2009). Toute violation par un médecin ou un chercheur peut engager une responsabilité délictuelle ou pénale. Le patient peut le poursuivre pour coups et blessures ou négligence en fonction de l'étendue de l'infraction alléguée.

Traditionnellement, les médecins avaient une attitude paternaliste et le consentement des patients relevait davantage d'une pratique médicale défensive. Les réglementations existantes, visant à prévenir ou à réduire l'exploitation en garantissant que le consentement éclairé a été obtenu, n'ont pas réussi à mettre fin totalement au paternalisme des médecins. Cette attitude persiste encore à l'époque moderne et des manquements aux procédures du consentement éclairé sont toujours observés de nos jours. La vulnérabilité des patients/participants ayant une autonomie réduite est universelle, mais l'application d'un principe éthique de respect des personnes dépend de l'environnement politique et des différences culturelles à travers le monde (voir paragraphe 5 de ce chapitre : Normes d'éthique : *Entre universalisme et relativisme*). Les États-Unis reconnaissent cinq affirmations concurrentes concernant le consentement éclairé, à savoir : a) les urgences de santé publique, b) les urgences médicales, c) l'incompétence à juger, d) le privilège thérapeutique et e) la renonciation à prendre une décision en tant que choix éclairé de l'individu. Celles-ci pourraient créer des positions controversées dans le domaine des batailles juridiques. La situation pourrait encore être plus complexe dans les pays en développement. Par exemple, en vertu de l'article 88 du Code pénal indien, un médecin n'a pas besoin d'obtenir le consentement pour un traitement en cas d'urgence médicale (Satyanarayana Rao 2008). Ainsi, malgré l'existence de principes éthiques et de mécanismes de régulation, il existe plusieurs cas au niveau international et national, où le consentement éclairé n'a pas été obtenu pour un traitement ou une recherche médicale. Ce sont principalement les sociétés pharmaceutiques, et leurs CRO, qui ont commis de nombreuses violations sous forme d'absence de consentement éclairé ou de tromperie en dissimulant des informations vitales sur les risques, surtout dans les pays en développement. Les scandales liés au développement de médicaments n'ont pas non plus épargné le monde universitaire (IJsselmuiden et Faden 1992 ; Kumar 2013 ; Krifi 2022a et b). Les accidents médicaux, les scandales sanitaires et les procès qu'ils ont engendrés ont conduit à une obligation d'une divulgation suffisante des risques et des complications possibles liés aux études biomédicales, permettant aux patients/volontaires de prendre des décisions autonomes (un consentement éclairé) sur des bases honnêtes (Devettere 1995 ; Vernon 2020).

4. *NORMES D'ÉTHIQUE* : *Revue critique*

Le Code de Nuremberg, la DoH et les directives du CIOMS ne sont pas des textes juridiquement contraignants capables d'imposer des obligations légalement exécutoires aux États ou aux individus. Ils ne sont pas largement acceptés ou suivis par les médecins. Ils ont eu peu d'effet sur la réglementation de la recherche sur les humains. Le Code de Nuremberg et la DoH manquent de spécificité et sont donc susceptibles d'être définis et interprétés par les médecins investigateurs en fonction de leurs propres expériences. En outre, dans certains aspects, la DoH a fatalement affaibli les recommandations du Code de Nuremberg. Par exemple, ce dernier stipule que : « Le consentement volontaire du sujet humain est absolument essentiel », interdisant ainsi explicitement l'expérimentation sur des personnes incompétentes et d'autres personnes incapables de fournir un consentement éclairé juridiquement valide. Cependant, la DoH a assoupli cette règle en autorisant le consentement substitutif d'un tuteur légal. Elle a aussi affaibli les interdictions radicales du Code de Nuremberg en établissant une distinction entre la « recherche clinique non thérapeutique » et la « recherche clinique associée à des soins professionnels ». Cette distinction a effectivement créé une échappatoire par laquelle les chercheurs pourraient effectuer des expérimentations humaines dans les pays pauvres sans le consentement éclairé de leurs sujets, simplement en qualifiant leurs expériences de « thérapeutiques ». Un pas en arrière par rapport aux interdictions sans équivoque du Code de Nuremberg (Deutsch 1989 ; Annas 1992 ; Shuster 1997). À cela s'ajoute le fait qu'une partie de la communauté médicale pensait que ces codes sont trop restrictifs pour être entièrement respectés dans la pratique courante de la recherche biomédicale. Ainsi, des rapports ont démontré des défaillances dans la conception et les procédures pratiques d'une série d'essais cliniques qui ont causé des dommages évitables et ont accru les souffrances des sujets humains expérimentés ; violant ainsi le mandat éthique du Code de Nuremberg, de la DoH et le principe de bienfaisance énoncé dans le rapport Belmont. Des volontaires ont été soumis à des risques de préjudices immédiats et à long terme, sans parler d'expériences douloureuses sans aboutissement thérapeutique utile. Une pression gouvernementale a même été exercée sur l'Association Médicale Mondiale en faveur de la révision de la DoH pour assouplir (pour ne pas dire affaiblir) les normes éthiques existantes (considérées comme rigides et excessivement restrictives) afin de légitimer les pratiques contraires à l'éthique et de servir les intérêts de la recherche (essentiellement des essais cliniques), et par là des industriels concernés.

Au fur et à mesure que les normes d'innocuité et d'efficacité se sont développées au fil des décennies et que les essais cliniques se sont délocalisés, les principes d'éthique de la recherche médicale ont également évolué ; d'où, par exemple, la rédaction des lignes directrices du CIOMS, dont l'objectif spécifique était d'aider les pays en développement à mettre en place des normes (réglementation) d'éthique médicale. Elles ont offert une approche plus flexible (considérée comme relativiste) du consentement éclairé pour s'adapter aux sociétés axées sur la communauté, telles que celles que l'on trouve dans certaines régions d'Afrique. Une conséquence ironique de cette approche flexible a été l'exploitation continue de la population des pays pauvres (particulièrement en Afrique) pour la réalisation de nombreuses études non-éthiques (contre un placebo) financées par des fonds fédéraux américains ou par certaines firmes pharmaceutiques (telles que celles concernant l'AZT et Trovan) (Grodin *et al.* 1993). En réponse à ces études non-éthiques, une révision majeure des principes de la DoH a été effectuée en l'an 2000. Cette sixième édition de la DoH a créé un tollé mondial centré sur deux paragraphes, l'un concernant l'utilisation des placebos dans les essais cliniques (que cette version l'a fortement limité) et l'autre affirmant le droit des participants à accéder au traitement le mieux éprouvé identifié par l'essai. Des organismes de réglementation influents américains (le cas de la FDA) et européens ont refusé d'accepter les révisions, en faisant valoir que cela restreindrait trop la recherche et que les avantages à long terme justifieraient l'utilisation de placebos (Wolinsky 2006).

Ceci a obligé l'Association Médicale Mondiale à revoir les paragraphes contestés (De Roy 2004). En conséquence, la DoH a perdu en force morale et en influence éthique. En effet, lorsqu'elle réglementait les études en dehors des États-Unis, la FDA a continué à se référer aux anciennes versions de la DoH et, en 2008, elle a complètement cessé de s'y référer en faveur des lignes directrices de l'ICH-GCP. Pour rappel, ces dernières ont été créées par les régulateurs européens, japonais et américains en collaboration avec l'industrie pharmaceutique et en faveur de cette industrie. Il existe de grandes différences entre les normes éthiques de la DoH et celles de l'ICH-GCP, en particulier dans les domaines de l'utilisation du placebo et de l'accès post-essai aux données. La dernière révision de la DoH, publiée fin 2013, laisse le paragraphe concernant l'utilisation d'un placebo essentiellement inchangé. En revanche, le règlement ICH-GCP est beaucoup plus permissif ; il stipule explicitement que la norme de soins à fournir au groupe témoin dépend de la population, ce qui signifie que les sujets de ce groupe n'ont droit qu'aux soins standards qu'ils recevraient autrement localement. C'est moralement ambigu. Vous ne pouvez pas utiliser le simple fait que les gens n'ont pas accès à un produit de meilleure qualité pour dire que vous n'avez pas l'obligation de le leur fournir.

Le débat en cours montre à quel point il est difficile de définir des normes éthiques pour la recherche dans des contextes internationaux. Il faut savoir marcher sur la fine ligne séparant la protection des sujets engagés dans la recherche et l'activité de la recherche qui contribue au bien social. Ces controverses tournent autour de la question des essais contrôlés par placebo et leur objectif. Ces essais doivent-ils être considérés dans le contexte de la question de recherche étudiée ? Les exceptions pourraient-elles être acceptées dans les cas où les essais contrôlés par placebo sont particulièrement importants pour les pays en développement ? Par exemple, lors des tests concernant un nouveau produit qui est similaire mais moins cher que les médicaments existants, ou qui a une autre caractéristique qui présente des avantages particuliers dans les pays à faible revenu. L'une de ces caractéristiques serait la thermostabilité du produit, ce qui faciliterait le transport de médicaments vers des endroits éloignés dans les régions tropicales où la chaine de froid ne peut être assurée. Dans de tels cas, serait-il raisonnable d'utiliser un contrôle par placebo dans l'essai car il sera difficile de comparer l'efficacité du nouveau produit à celui existant ?

En plus des essais contrôlés par placebo, l'approche de « disponibilité raisonnable » et le concept des « avantages équitables : *fair benefits* » sont également vivement débattus. Alors que la DoH et le CIOMS fondent l'acceptabilité éthique principalement sur la réactivité aux besoins de santé de la communauté d'accueil, d'autres soutiennent que la recherche est justifiée tant que la communauté d'accueil reçoit des « avantages équitables » dans un sens plus large. Ces avantages n'auraient pas à être directement liés aux projets de recherche et pourraient inclure l'emploi et la formation des membres de la communauté ou la construction d'infrastructures (Schulz-Baldes *et al.* 2007). Dans de nombreux cas, l'étude des besoins locaux en matière de santé ne générera pas nécessairement des avantages immédiats pour les communautés les plus pauvres. Néanmoins, les études qui répondent aux besoins locaux en matière de santé produiront des informations nécessaires pour améliorer la santé publique à long terme. Lorsque vous vous assurez que l'information est pertinente pour la population locale, vous construisez la base de connaissances nécessaires pour générer des interventions et des politiques bénéfiques, et c'est une sorte d'avantage en soi. Cependant, après de longs débats et consultations avec les pays en développement, l'option d'avantages équitables n'a pas été incluse dans la version de la DoH. À juste titre, l'éthique médicale ne devrait-elle pas être considérée comme universelle et l'utilisation de l'art de la médecine au profit des patients individuels ne devrait-elle pas en être le cœur ? Ainsi, les codes internationaux d'éthique et de déontologie pourront avoir un effet majeur sur le comportement des médecins.

5. *NORMES D'ÉTHIQUE : Entre universalisme et relativisme*

Le contexte international récent des essais cliniques a fait naître une importante controverse sur la manière de concevoir un système d'éthique qui devrait régir la conduite de la recherche clinique multinationale et transculturelle. Certains spécialistes soutiennent que toutes les recherches, où qu'elles soient menées, devraient et peuvent être évaluées selon des normes universellement applicables. Ils soulignent l'utilisation de l'éthique de la recherche occidentale comme norme internationale et système universel d'éthique. Au contraire, d'autres encore estiment que l'adoption de telles normes comme système universel d'éthique est une solution qui ne répond pas aux attentes éthiques non occidentales. Leur application pure et simple pourrait être entravée par d'importantes variations culturelles dans l'interprétation de certaines idées essentielles (telles que la personnalité, la causalité des maladies et la randomisation). Ils soutiennent que les règles d'éthique devraient être culturellement adaptées. Ils prônent le pluralisme éthique, en reconnaissant le rôle clé de la culture dans la définition du contenu et de la forme des règles d'éthique. D'autres spécialistes soutiennent que des normes universelles sont possibles, mais qu'elles doivent être mises en œuvre et conçues de manière flexible. Ainsi, les normes d'éthique se sont trouvées au cœur d'un conflit entre les universalistes et les relativistes.

Les universalistes soutiennent que : « les normes éthiques en médecine sont un tout indissociable. Elles ne peuvent pas être relatives et doivent être jugées par leur substance. La force des coutumes ou des lois locales ne peut justifier les abus envers certains droits fondamentaux, et le droit à l'autodétermination, sur lequel se fonde la doctrine du consentement éclairé ». Les relativistes trouvent que les directives internationales concernant l'éthique de la recherche clinique (Code de Nuremberg, DoH, CIOMS, etc.) posent certains problèmes majeurs :

a) elles occultent les différences interculturelles réelles et légitimes en matière d'attentes éthiques,

b) elles cherchent à rendre homogène quelque chose qui ne l'est pas nécessairement,

c) elles sont structurées en un ensemble de normes ambitieux dans son langage et son contenu, mais ambigu quant à son objectif et ses buts,

d) elles permettent de juger et, le cas échéant, de sanctionner la conduite des chercheurs.

En conséquence, leur application peut inévitablement (et à tort) marginaliser les visions alternatives de ce qui est éthiquement correct. Elles peuvent donc proscrire (ou être utilisées pour proscrire) dans certains endroits des études nécessaires, menées par des enquêteurs locaux de bonne foi et avec l'approbation de la communauté locale. En fait, il existe plusieurs exemples de recherches que les sujets et les enquêteurs souhaitaient mener et qui ont été abandonnées pour non-conformité aux directives internationales. Cependant, la vision des relativistes nécessite l'examen des systèmes d'éthique médicale dans différentes cultures et elle est par conséquent compliquée par l'absence d'autres traditions de recherche. Lorsqu'ils existent, les autres systèmes d'éthique médicale sont en grande partie de nature professionnelle et, d'une manière fondamentale, ne répondent pas aux préoccupations de la tradition occidentale de la recherche clinique. Les relativistes trouvent que les arguments en faveur de l'universalisme de l'éthique de la recherche occidentale semblent souvent confondre la supériorité technologique avec la supériorité morale (Leinman 1982 ; Angell 1988 ; Barry 1988 ; Christakis et Panner 1991 ; Schoepf 1991 ; Christakis 1992 ; Vanderpool 1996).

Le débat entre les deux protagonistes est particulièrement bien illustré par le désaccord sur la mesure dans laquelle la variabilité du consentement éclairé individuel est autorisée. Les partisans de l'universalité du consentement éclairé individuel soutiennent que le droit à l'autodétermination, sur lequel se fonde cette doctrine, ne doit pas être influencé par la force des coutumes ou des lois locales. Ni la difficulté de l'obtenir dans les pays en développement, ni l'urgence de mener des recherches ne justifient de compromettre ce principe fondamental d'éthique. Ainsi, ils insistent sur le fait que le consentement éclairé individuel exprime l'une des valeurs morales importantes et fondamentales qui doivent être universellement applicables, quelles que soient les variations des pratiques culturelles. Les relativistes soutiennent que le problème de la position universaliste est qu'elle ne semble pas reconnaître que l'exigence d'un consentement éclairé de la personne lui-même découle directement de l'individualisme et des droits individuels qui sont primordiaux et profondément ancrés dans la culture occidentale et qui, à bien des égards, lui sont propres. Les sociétés occidentales mettent l'accent sur la nature individualiste de la personne et accordent une grande importance à ses droits, à son autonomie, à son autodétermination et à sa vie privée. Par conséquent, le principe occidental du consentement éclairé repose sur la notion de respect des personnes et sur la notion de l'individu en tant qu'agent autonome. Pour les relativistes ce principe contraste avec les conceptions plus sociales de la personne qui prévalent dans la plupart des régions du monde et avec les variations interculturelles dans la définition même de la personnalité, directement dictée par l'enracinement de l'individu dans son environnement (familial, tribal et régional) et ses relations avec les autres. Ils concluent que la notion de personne en tant qu'individu étant remise en cause, le consentement individuel peut ne pas être considéré comme essentiel dans certains contextes culturels. Son processus peut se déplacer de l'individu vers la famille, les proches ou la communauté, qui persuaderaient à leur tour l'individu de la vertu de l'intervention proposée. Ainsi, dans ce contexte il devient nécessaire d'obtenir le consentement de la famille ou du groupe social d'un sujet au lieu, ou en plus, du consentement du sujet lui-même (Angell 1988 ; Barry 1988 ; Levine 1991 ; Usselmuiden et Faden 1992 ; Christakis 1996).

De toute façon, loin de cette controverse sur la définition (ou la perception) empirique multiculturelle de la personne en tant qu'être social (marquée par sa couleur, sa région, sa communauté, sa culture, ses us, etc.), le consentement éclairé doit découler directement du principe de l'universalité de l'être humain et de ses droits fondamentaux indépendamment de toutes autres considérations (Mauss 1968 ; DeCraemer 1983 ; Fox and Willis 1983). Bien que nous soyons tous presque identiques (anatomiquement, physiologiquement, pharmacologiquement et pharmacocinétiquement parlant), chaque être humain est unique en soi. Il doit être totalement libre de choisir la manière dont il dispose consciemment de son propre corps. Aucun autre argument (culturel, régional, social, âge, couleur, faveur, etc.) ne peut justifier le contraire. Les valeurs morales et les droits fondamentaux ne doivent jamais être considérés dans un contexte transculturel variable par nature. On ne doit pas, non plus, justifier une variabilité morale par une diversité culturelle ou sociale. Ainsi, le principe du consentement éclairé individuel doit être universel, respecté et appliqué intégralement partout.

6. *TYPES D'INFRACTION AUX RÈGLES D'ÉTHIQUE AU COURS DE CERTAINS ESSAIS CLINIQUES RÉCENTS*

L'histoire a démontré que les patients sont toujours soumis aux aléas de la recherche biomédicale. L'examen de la culture, la dynamique et les fondements financiers qui déterminent la manière dont cette recherche est menée explique en partie pourquoi les droits de l'individu peuvent être violés et son bien-être est compromis, même lorsqu'il existe des normes éthiques codifiées pour protéger ces droits. Une application plus stricte des règles a permis la réduction de ces pratiques dans certains pays, mais on ne peut pas en dire autant dans certains autres, où les entreprises et les organismes de recherche basés en occident continuent d'exploiter l'absence de lois adéquates pour protéger les sujets humains (Krifi 2022a et b). Comme on le montrera plus loin, des sujets (patients ou volontaires) ont été utilisés dans des expériences de plus en plus spéculatives, souvent en l'absence d'intention thérapeutique, dans lesquelles il existe un risque important de causer un préjudice et/ou un inconfort. Certaines expériences étaient conçues pour explorer les mécanismes des interventions pharmacologiques. D'autres visaient l'étude de la réponse à une provocation chimique des récepteurs neurologiques du cerveau. D'autres encore ont été conçues pour tester l'innocuité de nouveaux produits thérapeutiques (médicaments et vaccins) sur des personnes cibles ou sur des enfants en bonne santé, mais présumés être « à risque ». Les violations et le non-respect des règles d'éthique au cours de la conduite des essais cliniques ne sont pas géographiquement limités aux pays en développement, ils ont aussi concerné certains pays développés.

Bien qu'on essaye de nous faire croire que les expérimentations médicales contraires à l'éthique sur des sujets humains sont une pratique d'un autre temps et que les accidents scandaleux enregistrés appartiennent au passé, la réalité prouve le contraire. En effet, si le nombre d'essais cliniques contraires à l'éthique a diminué, plusieurs cas ont été observés mêmes très récemment. De nombreux cas de ces essais ont été menés par des sociétés multinationales dans plusieurs régions du monde (entre autres en Inde, Nigeria, Tchad, Ouganda, Russie, Argentine et Népal). Ils ont provoqué des décès et/ou des séquelles physiques ou psychologiques (Krifi 2022a et b).

Ces infractions aux règles d'éthique peuvent avoir plusieurs origines, telles que :
a) Les différences et les failles (parfois assez graves) dans le système réglementaire des différents pays concernés,
b) la diversité des organismes de recherche impliqués, qui vont d'une entreprise locale relativement inconnue à des sociétés multinationales de premier plan, ayant généralement des engagements publics clairs envers des normes éthiques élevées
c) certaines différences entre les divers référentiels et normes d'éthique,
d) les différentes versions résultant des révisions continues des référentiels d'éthique et les controverses qu'elles font naître,
e) l'imposante influence de l'industrie pharmaceutique sur tous les tenants et aboutissants des essais cliniques, de sorte que cette activité s'est presque transformée en une pratique promotionnelle aux produits thérapeutiques, plutôt qu'une recherche de la vérité scientifique les concernant ; etc.

L'absence d'une participation volontaire et correctement informée et celle de consentement suffisamment éclairé sont probablement les problèmes les plus courants. Cependant, la nature des préoccupations éthiques semble être assez diversifiée et se rapporte à tous les paragraphes de la DoH et du CIOMS. Certains exemples de violations et de non-respect des règles d'éthique au cours de la conception, l'approbation, la conduite, le contrôle et l'inspection des essais cliniques sont rapportés brièvement ci-dessus (Schipper 2008) :

- Absence d'approbation des essais cliniques par un comité d'examen éthique ou par un comité d'examen institutionnel
- Manque d'indépendance du comité d'éthique
- Examen inadéquat et approbation d'une conception d'essai contraire à l'éthique.
- Usage chez les volontaires de médicaments expérimentaux dont l'innocuité n'a pas été préalablement établie.
- Absence des informations clés des tests précliniques dans la documentation pour l'approbation de l'essai
- Enrôlement des patients dans l'essai à leur insu
- Absence de consentement éclairé
- Information trompeuse et/ou explication insuffisante des risques encourus par les participants à l'essai

- Absence de signalement des événements indésirables graves au cours de l'essai
- Absence de suspension de l'essai quand un rapport bénéfice/risque négatif a été identifié
- Absence d'une protection spéciale requise pour les sujets vulnérables
- Non-définition dans le protocole d'essai (ou l'ambiguïté) des modalités permettant aux patients de le quitter
- Refus d'autoriser des participants à quitter l'essai
- Arrangements empêchant l'accès aux données après l'essai.
- Absence de bénéfices pour la population recrutée des résultats de l'essai
- Enrôlement non justifié des enfants dans l'essai.
- Etc.

Des exemples d'infractions aux règles d'éthique au cours des essais cliniques seront présentés avec plus de détails dans la partie II ci-dessous (Chapitre 3, paragraphe 6 : « Scandales liés aux accidents causés par les essais cliniques réglementaires »).

Ces infractions montrent clairement qu'il existe un besoin urgent d'un système exécutoire de freins et de contrepoids indépendants pour protéger les individus (patients ou volontaires) contre les recherches qui portent atteinte à leur droit et intérêt supérieur. La volonté politique est un facteur important pour contrôler les pratiques contraires à l'éthique. Par conséquent, pour améliorer la situation en matière de protection des droits des patients demandeurs de traitement et/ou des participants à une étude biomédicale, il est nécessaire de procéder à des consultations avec les décideurs politiques ; de lancer des programmes de sensibilisation du public aux essais cliniques pour lui permettre de faire des choix éclairés et d'assurer une formation des membres des comités d'éthique et des enquêteurs sur les directives éthiques et les positions juridiques pertinentes. Toutes les parties prenantes de la recherche clinique ont un rôle à jouer pour rétablir l'environnement éthique et réglementaire adéquat. La qualité de l'examen du comité d'éthique d'une proposition d'essai clinique et un suivi rigoureux de son exécution peuvent contribuer à la protection des personnes qui y participent.

7. LE COMITÉ D'ÉTHIQUE DE RECHERCHE MÉDICALE

Les comités d'éthique médicale en général (ou mécanismes institutionnels similaires) sont des organismes qui offrent une aide pour résoudre les problèmes éthiques qui surviennent dans les soins aux patients et facilitent une prise de décision judicieuse qui respecte les valeurs, les préoccupations et les intérêts des participants. Ils sont généralement composés de membres issus du monde médical et d'autres appartenant à la société civile (psychologues, juristes...). Concernant la recherche biomédicale, le comité d'éthique est un organisme chargé de garantir que les expérimentations médicales et les recherches sur des sujets humains sont menées conformément aux référentiels d'éthique et aux droits nationaux et internationaux. Avant que les scientifiques ne puissent commencer une étude impliquant des sujets humains, leur projet est soumis à un examen par ce comité. Sa mission est d'évaluer, approuver et surveiller toute recherche qui fait appel à des sujets humains pour s'assurer qu'elle respecte les règles médicales et d'éthique nationales et internationales et statuer sur le rapport bénéfices-risques pour les participants à l'essai et ce dans l'objectif de protéger leurs droits, leur santé, leur sécurité et leur dignité et prévenir les dommages qu'une étude clinique pourrait leur causer. En faisant référence aux scandaleuses expériences guatémaltèques et de Tuskegee, Dr Anita Barry (responsable du suivi des maladies à la Boston *Public Health Commission*) disait de ces comités : « Vous ne pouvez pas croire certaines des choses que les "gens" faisaient à l'époque, il y a des années ; maintenant, vous avez quelqu'un qui regarde par-dessus votre épaule pour s'assurer que vous faites quelque chose de raisonnable » (Stark 2012).

Les comités d'éthique sont bien ancrés dans les pays développés, tels que l'IRB aux États-Unis, le comité de déontologie au Canada, le CCPPRB (Comité Consultatif de Protection des Personnes dans la Recherche Biomédicale) en France, le REC (*Research Ethics Committee*) au Royaume Uni, etc. Ils ont réellement amélioré la protection des participants humains à cette recherche, en procédant à un examen de la qualité de la proposition de recherche, du document de consentement éclairé et en surveillant, de manière aléatoire, la conduite de cette recherche. De nos jours, les questions d'éthique dans la recherche biomédicale deviennent d'une importance majeure à l'échelle mondiale car de plus en plus de firmes pharmaceutiques occidentales sous-traitent leurs essais cliniques et les délocalisent dans les pays pauvres du Sud (Hull 2015 ; Schuster 2015). Dans ce contexte et en se basant sur les normes internationales, l'évaluation des protocoles de recherche impliquant des sujets humains doit être double, avec une première lecture dans le pays d'origine et une seconde dans le pays où se déroule la recherche. Étant donné que la conduite des recherches médicales menées par les pays du Nord dans les pays en développement soulève souvent de réelles questions d'éthique, il est devenu impératif pour ces pays de mettre en place et d'accréditer des comités nationaux (Angell 1988 ; Grodin *et al.* 1993 ; Levine 1993 ; Milford *et al.* 2006 ; Nyika *et al.* 2009a ; Mokgatla *et al.* 2017). Ils permettent un examen éthique local indépendant des protocoles de recherche, ce qui contribuerait à protéger les intérêts (droits et santé) et l'autonomie de leurs citoyens participants aux études cliniques nationales et internationales. Des lignes directrices nationales et des procédures opérationnelles standard (correspondant aux normes internationales) doivent être établies permettant à ces comités d'éthique de promouvoir l'importance de l'intégrité éthique dans la recherche, en évaluant les aspects méthodologiques, éthiques et juridiques de toute recherche menée sur l'homme (Barry 1988 ; Christakis 1992). Aussi, leurs membres doivent être formés avant d'accepter des responsabilités au sein du comité (Nyika *et al.* 2009a ; Chilengi *et al.* 2013). La reconnaissance des comités d'éthique sur une base volontaire peut être assurée par deux agences mondiales, à savoir SIDCER (*Strategic Initiative for Developing Capacity for Ethical Review* ou Initiative Stratégique pour le Développement des Capacités d'Examen Éthique) fondée en 2001 par l'OMS et AAHRPP (*Association for the Accreditation of Human Research Protection Programs* ou Association pour l'Accréditation des Programmes de Protection des Recherches sur les êtres humains). En 2012, SIDCER a décidé de concentrer ses ressources et son attention sur l'Asie et l'Afrique en raison d'un besoin urgent d'y développer rapidement un système d'évaluation éthique compétent à cause de l'attention croissante accordée à ces deux régions en tant que centres d'essais cliniques.

PARTIE II

ESSAIS CLINIQUES RÉGLEMENTAIRES IMPLIQUANT DES VOLONTAIRES RÉMUNÉRÉS

PRÉSENTATION, DÉLOCALISATION, ÉTHIQUE ET VICTIMES

CHAPITRE 1
LES ESSAIS CLINIQUES :
Généralités

1. *TERMINOLOGIE ET OBJECTIFS*

D'après la règlementation européenne, « la recherche clinique » désigne toute recherche réalisée et organisée sur l'être humain en vue de développer les connaissances biologiques ou médicales (Gouvernement français 2023). L'expression « essais cliniques » désigne les recherches portant sur le médicament, mais elle est généralement utilisée pour parler de l'ensemble des recherches cliniques (Commission européenne 2014). L'expression « investigations cliniques » est utilisée pour les recherches portant sur les dispositifs médicaux (Commission européenne 2017). Enfin, l'expression « recherche impliquant la personne humaine (RIPH) » désigne l'ensemble des recherches organisées et pratiquées sur les personnes volontaires, saines ou malades, en vue de développer les connaissances biologiques ou médicales et ne répondant pas aux définitions d'essais cliniques, d'investigations cliniques et d'études des performances et sont régies par la loi dite « Jardé », applicable depuis 2016. (Gouvernement français 2023).

Les essais cliniques constituent un élément essentiel de la recherche en sciences médicales et le développement de nouveaux médicaments et produits thérapeutiques. Ils constituent une force motrice pour les avancées innovantes dans la prévention, la détection et le traitement des maladies et d'autres problèmes de santé. Cependant, l'expérimentation doit être distinguée du traitement. Un traitement standard est toute mesure médicale couramment utilisée par les médecins et les spécialistes de santé pour traiter ou prévenir une maladie particulière. Au sens le plus large, le traitement englobe également le diagnostic et des actes associés, tels que l'inoculation et la désinfection. En revanche, l'essai ou l'expérimentation concerne une intervention médicale qui vise à aboutir à une nouvelle norme ou produit de traitement. Les notions de recherche, essai et expérimentation sont utilisées pour décrire le même procédé. Il peut arriver qu'un traitement et un essai concourent à une même mesure médicale. Dans ce cas, il faut savoir si la mesure médicale visait le rétablissement de la santé du patient ou visait davantage les objectifs de recherche ; autrement dit l'accent est mis sur le traitement (essai thérapeutique) ou sur l'expérimentation (recherche purement scientifique). L'essai thérapeutique est une expérimentation utilisée dans le but de favoriser la santé du sujet expérimental et il est strictement exigé de peser les avantages par rapport aux risques pour le patient concerné. Généralement, l'investigateur (le chercheur) ne doit entreprendre l'essai que s'il dispose de critères objectifs que ses résultats seront avantageux pour les patients et pour la science. Ainsi, un essai clinique contrôlé est un engagement médical qui se fait au regard d'un certain résultat et qui est surveillé à cet égard. Seuls des dangers minimes sont acceptés lorsque l'expérience est purement scientifique, c'est-à-dire qui n'améliore en rien la santé du sujet expérimental et dont il est très difficile de comparer son avantage pour le public par rapport à ses risques pour le sujet.

Un essai clinique (ou étude clinique ou essai thérapeutique) est alors défini comme étant toute investigation menée sur des sujets humains, conformément à un protocole bien défini, en vue de découvrir ou de vérifier les effets cliniques, pharmacologiques et pharmacodynamiques d'un produit de recherche destiné à l'utilisation publique (médicaments, vaccins, traceurs, produits d'explorations fonctionnelles, etc.), d'identifier toute réaction indésirable liée à ce produit et d'étudier la façon dont il est absorbé, distribué, métabolisé et excrété de l'organisme. Les études cliniques ont pour objectifs essentiels de déterminer si de nouveaux médicaments ou combinaisons de médicaments sont efficaces et sûrs, de découvrir différentes façons d'utiliser les traitements existants et de développer de nouveaux dispositifs médicaux ou procédures chirurgicales. Elles évaluent, chez l'homme, l'innocuité, la tolérance et l'efficacité thérapeutique des produits testés (candidats au statut de médicaments) et participent également à leur amélioration. Elles permettent aussi de déterminer leurs effets secondaires indésirables, particulièrement ceux qui sont graves (tout événement causant la mort, des dommages permanents, des anomalies congénitales ou nécessitant une hospitalisation). Dans de nombreux pays, la loi exige que les effets indésirables identifiés lors des essais cliniques soient signalés et inclus dans les notices accompagnant le médicament commercialisé pour fournir des informations tant pour les patients que pour les médecins prescripteurs. Les chercheurs investigateurs chargés de réaliser les essais cliniques chez l'homme sont obligés de signaler les résultats et les effets secondaires dans les rapports des études cliniques. Cependant, les faits prouvent qu'ils sont souvent mal rapportés dans les données publiquement disponibles (Boouvenot et Vray 2006). Pourtant, les examens systématiques et les méta-analyses des différentes interventions thérapeutiques ont clairement démontré l'importance et les avantages pour la santé humaine de ces données et des méthodes suivies pour les synthétiser et les analyser.

Un essai clinique est dit multicentrique lorsqu'il est réalisé, conformément à un protocole unique, dans plusieurs endroits différents et, par conséquent, par plus d'un investigateur. Il peut être pratiqué en aveugle (simple ou double), qui est une procédure au cours de laquelle une ou plusieurs parties de l'essai sont tenues dans l'ignorance du traitement administré et/ou de la répartition des groupes (test et témoin). L'essai est dit en simple aveugle lorsque seuls les patients (ou les sujets expérimentaux) sont tenus dans l'ignorance, ils ne savent pas s'ils appartiennent au groupe test ou au groupe contrôle. Il est dit en double aveugle lorsque les deux parties (médecin traitant ou les scientifiques investigateurs et les patients ou les volontaires) ne savent pas qui a reçu le médicament testé et qui a reçu le produit comparatif. Parfois même, les sujets, les investigateurs, les auditeurs et, dans certains cas, les analystes des données ignorent le traitement administré et la répartition des groupes. Cette manière de procéder permet de garantir que les différents intervenants dans un essai clinique ne soient pas influencés dans leur évaluation des résultats des essais. Il y a croisement, si au cours de l'essai les sujets sont déplacés d'un groupe à l'autre. Pour obtenir un résultat statistiquement valide, il est généralement nécessaire de randomiser les patients ou les sujets expérimentaux. Les résultats des études cliniques sont indispensables pour l'obtention de l'autorisation de mise sur le marché (AMM) d'un nouveau médicament. Les évaluations impartiales de la sécurité clinique et de l'efficacité des nouvelles approches thérapeutiques reposent en grande partie sur des essais contrôlés randomisés (Collins *et al.* 2020 ; Eichler *et al.* 2021 ; NIH 2022).

2. *PRÉCAUTIONS PRÉALABLES*

Un essai thérapeutique n'est mené chez l'homme que suite à des études expérimentales (en laboratoire) sur des animaux, généralement les plus proches génétiquement de l'homme ; chez qui des études de toxicité sont réalisées pour déterminer expérimentalement l'innocuité et l'effet bénéfique potentiel du nouveau médicament. Ces études permettent de définir la dose du médicament à utiliser dans les essais cliniques chez l'homme et de calculer l'apport quotidien maximal admissible. Ainsi, à la lumière des résultats des travaux expérimentaux, des essais cliniques seront menés chez des volontaires humains (rémunérés ou non), selon une procédure (ou un protocole) généralement préalablement étudiée et approuvée par un comité d'éthique accrédité et indépendant. Un autre comité de suivi, composé d'experts indépendants du laboratoire promoteur de l'essai, peut également être consulté pendant le protocole, pour juger de la sécurité des participants et des bénéfices du traitement. Ce comité peut décider de l'arrêt de l'essai clinique en raison de la dangerosité et/ou de l'inefficacité du traitement (Friedman *et al.* 1982). Tous les volontaires (sains et malades) participant à une étude clinique doivent signer un document dit de « consentement éclairé » qui garantit qu'ils ont reçu de la part du médecin investigateur, celui qui dirige l'essai, toutes les informations nécessaires, leur permettant de prendre leur décision en toute connaissance de cause et loin de toute influence.

3. *PROTOCOLE*

Les études cliniques rigoureuses et complètes sont menées sur des volontaires humains pour garantir l'innocuité et l'efficacité thérapeutique du futur produit médicamenteux. Elles sont généralement conçues comme des essais randomisés et de cohorte et utilisent (parfois) un placebo (Meinert et Tonascia 1986 ; Goetz *etal.* 2010 ; Han 2015 ; ANSM 2021 ; NIH 2022). Habituellement, au moins deux groupes de sujets expérimentaux sont formés : le groupe test et le groupe témoin. Le groupe test reçoit le nouveau traitement. Le groupe témoin reçoit le traitement standard ou, dans des cas mineurs, il reçoit un placebo, ce qui signifie qu'il n'est pas du tout traité. Les essais cliniques contrôlés par placebo ne peuvent être menés qu'en l'absence de traitement standard efficace. Parfois, il y a plus d'un groupe test. Le protocole des essais cliniques comporte généralement quatre phases (Figure 1) et sa réalisation peut durer plusieurs années.

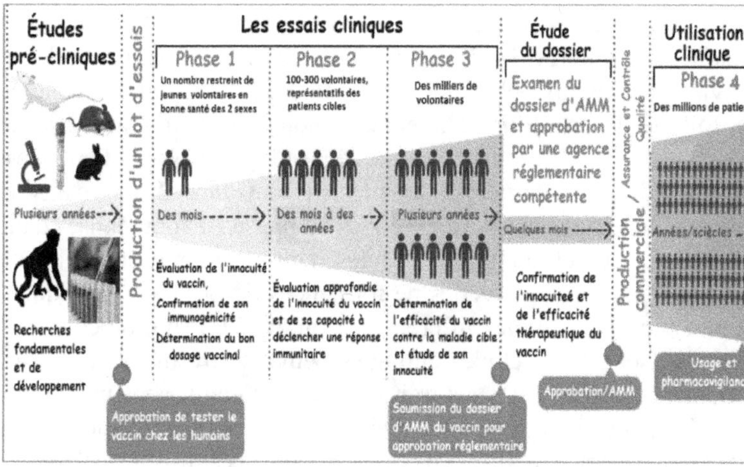

Figure 1 *: Le cycle de vie d'un produit thérapeutique (le cas du vaccin)*

- Au cours de la première phase, le produit thérapeutique (candidat au statut de médicament ou de vaccin) est testé sur un groupe de volontaires sains (jeunes adultes des deux sexes) pour évaluer les caractéristiques pharmacocinétiques du produit, son degré de toxicité (l'innocuité) et l'absence de réactions (la tolérance) et des effets indésirables.

- La phase II a pour but d'évaluer de manière plus approfondie l'efficacité thérapeutique (la posologie optimale ou la plus petite dose efficace) du futur médicament et la détermination de sa sécurité ou son innocuité (la présence des effets secondaires nocifs éventuels et leur évolution avec la dose administrée). Elle est effectuée sur un groupe de volontaires malades cibles, présentant les mêmes caractéristiques (âge, sexe) que les personnes auxquelles le futur médicament est destiné. Généralement plusieurs groupes sont inclus dans l'essai pour évaluer le facteur âge et les différentes formulations du futur médicament.

- La phase III vise la comparaison du nouveau produit thérapeutique avec le traitement de référence. Des groupes tests sont alors comparés par rapport à un groupe témoin qui ne reçoit pas le futur médicament mais uniquement un produit comparatif (ou un placebo, s'il n'existe aucun traitement standard). Elle est effectuée à une plus large échelle, chez plusieurs milliers de volontaires malades et durant plusieurs années. Les patients sont sélectionnés selon des critères bien précis. Des facteurs socioculturels et environnementaux, les risques et l'incidence de la maladie cible, la posologie, la procédure d'injection... sont pris en compte afin de s'assurer de l'efficacité et de la sécurité (le rapport bénéfices/ risques) du produit thérapeutique testé (Goetz *etal.* 2010). Ainsi, la plupart du temps, les essais cliniques de phase III sont réalisés dans plusieurs pays et sur plusieurs sites dans un même pays afin de garantir que les résultats des performances du produit s'appliquent à plusieurs populations différentes (Han 2015). Les protocoles des phases II et III des études cliniques peuvent être menés dans des hôpitaux publics ou sous-traités auprès d'établissements privés agréés et autorisés par les autorités réglementaires compétentes. Ils sont généralement réalisés en double aveugle (Bothwell et Podolsky 2016).

- La phase IV (ou la pharmacovigilance) est le suivi des effets secondaires auprès des patients auxquels le médicament, nouvellement approuvé et mis sur le marché, a été prescrit. Les données concernant sa sécurité (présence ou absence d'éventuels événements indésirables) et son efficacité thérapeutique post-commercialisation sont régulièrement suivies et évaluées par la pharmacovigilance. Elles sont primordiales dans l'évaluation globale de ses risques et de ses bénéfices. Cette évaluation est très critique dans la prise de la décision finale par les autorités réglementaires de son maintien ou de son retrait du marché. Les critères de jugement comprennent essentiellement : l'efficacité thérapeutique, la réactogénicité (ou la tolérabilité) et l'innocuité du médicament (Hawkins et Singer 1986 ; Viraj 2010).

4. *NORMES ET RECOMMANDATIONS POUR LA RÉALISATION DES ESSAIS CLINIQUES*

Les essais thérapeutiques doivent être conduits conformément aux BPC, qui définissent les normes et les dispositions concernant la conception, la planification, la réalisation, la surveillance et la vérification de ces essais ainsi que l'enregistrement, l'analyse et la présentation des données (le rapport) s'y rattachant. Elles garantissent la fiabilité et l'exactitude des données et des résultats présentés, ainsi que la protection des droits, de la sécurité, de l'intégrité et de l'identité des sujets humains y participant. Ces principes s'appliquent dans l'industrie pharmaceutique aux quatre phases de l'évaluation clinique des médicaments, y compris les études de biodisponibilité et de bioéquivalence (Friedman *et al.* 1982 ; ICH 1996 ; EMA 2003 ; WMA 2013 ; Maguin 2014).

Le non-respect des recommandations de BPC et des normes d'éthique en résulte des imperfections dans la conduite des essais cliniques (nombre insuffisant de patients, évaluation de l'effet sur une courte durée, protocole inadéquat, mauvais choix des volontaires, interprétations inadéquates des résultats, etc.). Ces imperfections conduiront à des conclusions erronées concernant la qualité (efficacité thérapeutique et sécurité) du produit testé qui, à leur tour, entraîneront des prescriptions inadéquates du médicament préjudiciables pour la santé publique. Les exemples dans ce cas sont multiples (Winer 1971 ; Ederer 1975 ; Brown 1979 ; Church et Schwenke 1986). L'on peut citer les scandales sanitaires provoqués par les produits thérapeutiques suivants : Les opioïdes, la fenfluramine (l'épisode fen-phen), la thalidomide, la chloroquine, la méfloquine, et plus récemment, la cerivastatine (Baycol, Lipobay), le rofécoxib (Vioxx), le médiator, etc. Des effets néfastes ont été enregistrés (tel que la tératogenèse, l'hypertension artérielle pulmonaire, les accidents vasculaires cérébraux, les maladies cardiaques, la neuropathie, la néphropathie, la rétinopathie, etc.). Ces effets préjudiciables pour la santé ont été la cause d'un nombre important de décès provoquant le retrait du marché, forcé ou volontaire, du médicament incriminé (Bhaskar*et al.*1986 ; Krifi 2022a et b).

5. *LES ESSAIS CLINIQUES ENREGISTRÉS : Nombre et coût financier*

Les premiers détails concernant un produit thérapeutique prometteur sont généralement rassemblés lors d'essais précliniques. Mais c'est surtout la recherche clinique et la pharmacovigilance qui permettent de déterminer l'innocuité et l'efficacité de médicaments ou de vaccins (nouveaux ou existants), garantissant qu'ils peuvent être utilisés en toute sécurité pour traiter les patients atteints de la maladie ciblée. L'obtention de l'approbation réglementaire d'un nouveau produit thérapeutique est l'objectif ultime des sociétés pharmaceutiques. Il dépend directement des données obtenues lors des études cliniques et précliniques présentées dans le dossier de l'AMM. Ainsi, le nombre des études enregistrées à travers le monde a considérablement augmenté ces dernières années. La DoH stipule que : « tout essai clinique doit être enregistré dans une base de données accessible au public avant le recrutement du premier sujet ». Les données disponibles en matière d'essais cliniques proviennent souvent du registre américain *ClinicalTrials.gov*, tenu par les NIH, et de celles publiées sur un site Web de l'OMS (WHO 2018). Le registre international des essais cliniques de l'OMS (*International Clinical Trials Registry Platform*: ICTRP) répertorie le nombre des essais cliniques selon l'année, le lieu (région et pays de l'OMS), la maladie (ou affection), la phase de développement, l'âge, le sexe et le nombre des personnes qui y participent. Les résultats des études doivent aussi être enregistrés dans des bases et répertoires permettant leur évaluation par les autorités sanitaires. Selon Statista (2023), le nombre des essais cliniques enregistrés s'est multiplié 215 fois entre l'an 2000 et le mois de mai de 2023 ; en effet, il est passé respectivement de 2 119 à 454 000. Ce nombre n'était que de 100 205 en 2010 et 362 381 en 2020 ; soit une multiplication d'un facteur égal à 3,7 durant une décennie. Selon l'ICTRP (WHO 2023), les six pays où le plus grand nombre d'essais a été enregistré durant la période 1999-2022 sont respectivement : Les États-Unis (168 520 essais), la Chine (94 193), le Japon (63 499), l'Inde (54 891), l'Allemagne (52 828) et le Royaume-Uni (47 201). Parmi les essais avec une phase de développement identifiée, le plus grand nombre d'essais (95 790) est en phase II. Les six affections (maladies) qui ont été les plus étudiées sont respectivement : Les tumeurs malignes (112 899 essais), les maladies neuropsychiatriques (87 346), les maladies cardiovasculaires (63 757), les affections musculaires et squelettiques (36 636), les maladies infectieuses et parasitaires (36 119) et les maladies digestives (29 818). Cependant, il n'a pas été possible d'associer 122 365 essais (16 %) à une quelconque maladie (WHO 2023). Selon les entreprises de la recherche clinique (AFCRO), la France se positionne en 2022 en tête des pays européens, avec l'initiation de 2602 essais cliniques, toutes études, tous produits et toutes promotions confondus (AFCRO 2022). D'après les mêmes sources (Statista, OMS, etc.), de manière générale, les essais cliniques sont devenus plus complexes ces dernières années. Le nombre des critères de leur éligibilité conceptuelle et procédurale a, en effet, évolué d'une moyenne de 31 critères d'éligibilité pour la période 2001-2005 à 50 critères pour la période de 2011-2015. Cela représente une augmentation de complexité de 61 %.

La question cruciale qui se pose dans le domaine des soins de santé concerne l'étendue des preuves scientifiques qui devraient être requises pour garantir qu'une nouvelle molécule thérapeutique présente des avantages qui l'emportent largement sur ses risques. L'estimation des coûts de ces preuves d'efficacité et d'innocuité fournit une perspective importante. Ainsi, le développement d'un nouveau médicament, depuis la découverte d'une molécule à fort potentiel thérapeutique jusqu'à sa commercialisation sous forme d'un médicament prescriptible, requiert des dépenses élevées. Ces dépenses sont nécessaires à la réalisation des multiples études précliniques (recherches fondamentales et recherche-développement) et cliniques (essais thérapeutiques chez l'homme), à la production et à la commercialisation du médicament dans sa forme autorisée. Les études expérimentales précliniques (sur des modèles animaux) sont généralement réalisées dans les pays ayant de grands moyens technologiques et disposant d'une recherche biomédicale de haut niveau (Japon, États-Unis, Europe et d'autres). Les études cliniques censées déterminer la tolérance, l'innocuité et l'efficacité thérapeutique d'un nouveau médicament sont menées chez des volontaires humains sains ou malades dans le pays d'origine et dans diverses régions à travers le monde. Les essais cliniques coûtent cher. Le *Tufts Center for the Study of Drug Development* a estimé le coût de développement d'un nouveau médicament à 1,3 milliard de dollars, ce qui, en partie, peut être attribué aux coûts de réalisation des essais cliniques (Hull 2015). Ces dépenses dépendent fortement d'une longue liste de facteurs, qui peuvent varier considérablement en fonction de l'étude, tels que : Le point final de l'essai, la taille de l'étude (nombre de patients recrutés), les emplacements (nombre de pays), le nombre de sites cliniques, le domaine thérapeutique, le type de médicament et le nombre des tests, la durée du traitement, les procédures spécifiques nécessaires par protocole et d'autres facteurs. En règle générale, le coût moyen des essais cliniques de phase I, II et III est respectivement de 4, 13 et 20 millions de dollars, en fonction du domaine thérapeutique cible (ASPE 2014). Selon le type de la maladie visée, la phase III peut nécessiter le recrutement entre 350 et plus de 1 000 participants. Les études pivots coûtent en moyenne 41 117 dollars américains par patient (ASPE 2014 ; Moore *et al.* 2018 ; Ledesma 2020). Quand on considère les domaines thérapeutiques, les coûts globaux des études cliniques varient de 44,0 millions de dollars pour le développement d'un produit thérapeutique dans le domaine génito-urinaire à 115,3 millions de dollars pour le lancement d'un médicament destiné aux maladies du système respiratoire. Ce dernier taux est légèrement plus élevé que celui (105,4 millions de dollars) nécessaire pour la mise sur le marché d'un produit anesthésiant ou pour traiter la douleur. Les domaines de l'oncologie, l'ophtalmologie et l'hématologie se placent respectivement en troisième (78,6 millions de dollars), quatrième (69,4) et cinquième (65,2) position sur l'échelle des coûts des essais cliniques (Ledesma 2020). Les essais les plus coûteux étaient aussi bien ceux qui permettent de prouver que les points finaux de bénéfices cliniques du nouveau produit ne sont pas inférieurs à ceux d'un médicament efficace déjà disponible et ceux qui nécessitent des populations de patients testés plus importantes pour obtenir une puissance statistique permettant de documenter les effets indésirables les plus faibles ou qui se produisent rarement après le traitement (Moore *et al.* 2018). Ces mêmes auteurs ont rapporté que les coûts estimés allaient de moins de 5 millions de dollars pour les essais sans groupe témoin à 346,8 millions de dollars (252,0 à 441,5 millions de dollars) pour un essai évaluant les critères de non-infériorité du bénéfice clinique d'un produit thérapeutique. Les essais conçus avec un placebo ou des comparateurs de médicaments actifs avaient un coût moyen estimé à 35,1 millions de dollars (25,4 à 44,8 millions de dollars).

6. *LES VOLONTAIRES AUX ESSAIS CLINIQUES*

Au début de l'an 2020, plus de 6 200 médicaments étaient dans les trois phases cliniques du pipeline mondial de recherche-développement (Statista 2023). La science médicale a besoin d'essais cliniques, et ces derniers nécessitent le recrutement de volontaires sains et malades, qui font partie intégrante du processus de la recherche médicale. Sans volontaires, les études cliniques ne seraient tout simplement pas possibles. Pour la pertinence des résultats de l'essai, les chercheurs doivent examiner comment différentes personnes réagissent à différents traitements (préventifs, curatifs et autres) appliqués en suivant différents protocoles ; d'où la nécessité d'inclure des participants de différents groupes d'âge, ethnies, états de santé, etc. Ainsi, la possibilité de se porter volontaire pour un essai clinique est ouverte à un large éventail de personnes et de populations. Les personnes atteintes d'une maladie particulière ainsi que les personnes en bonne santé, âgées de 18 à 60 ans, peuvent être volontaires à des recherches médicales. La participation des sujets sains est importante pour les études de bioéquivalence qui impliquent le développement de nouveaux médicaments, l'évaluation de nouvelles formulations ainsi que l'étude de l'innocuité, du dosage et de la pharmacocinétique des médicaments (Lemmens et Elliott 1999 ; Tishler et Bartholomae 2002).

Selon le registre international des essais cliniques de l'OMS (WHO 2023), le nombre anticipé des volontaires, qui est répertorié durant la période 1999-2022, varie beaucoup. Certaines études recrutent moins de 100 volontaires, mais d'autres peuvent engager plus de 500 000 personnes (Figure 2a). La plupart de ces essais (78 %) incluaient des participants à la fois hommes et femmes. La majorité (73 %) de ces volontaires étaient des adultes et uniquement 13 % étaient des enfants, dont 7 % des nouveau-nés en période néonatale précoce ou tardive. Cependant, des données concernant la tranche d'âge des participants étaient inconnues pour 18 % des essais (Figure 2b).

En France, l'ANSM indique que plusieurs milliers de volontaires participent chaque année à des essais cliniques. Rien qu'en 2014, 24 933 patients avaient participé à l'un des 1 795 essais menés pour étudier 821 médicaments et 276 dispositifs médicaux. Au Royaume-Uni, la MHRA (*Medicines and Healthcare products Regulatory Agency* ou agence de réglementation des médicaments et des produits de santé) affirme que le nombre de demandes d'autorisation d'essais cliniques en Angleterre était relativement stable depuis mai 2004 et variait entre 900 et 1 000 par an. Concernant les volontaires, les nouvelles données du réseau de recherche clinique (*Clinical Research Network*: CRN) du NIHR (*National Institutes for Health and Care Reserch*) montrent qu'au cours de l'année 2022/2023, plus de 100 personnes en Angleterre ont été recrutées chaque heure pour participer à la recherche sur la santé et les soins. Ainsi, près d'un million de personnes (952 789) ont participé à des recherches cliniques dans toute l'Angleterre et plus d'un million de participants ont pris part à plus de 5 200 études menées par le NIHR à l'échelle du Royaume-Uni entre avril 2022 et mars 2023 (NIHR 2023).

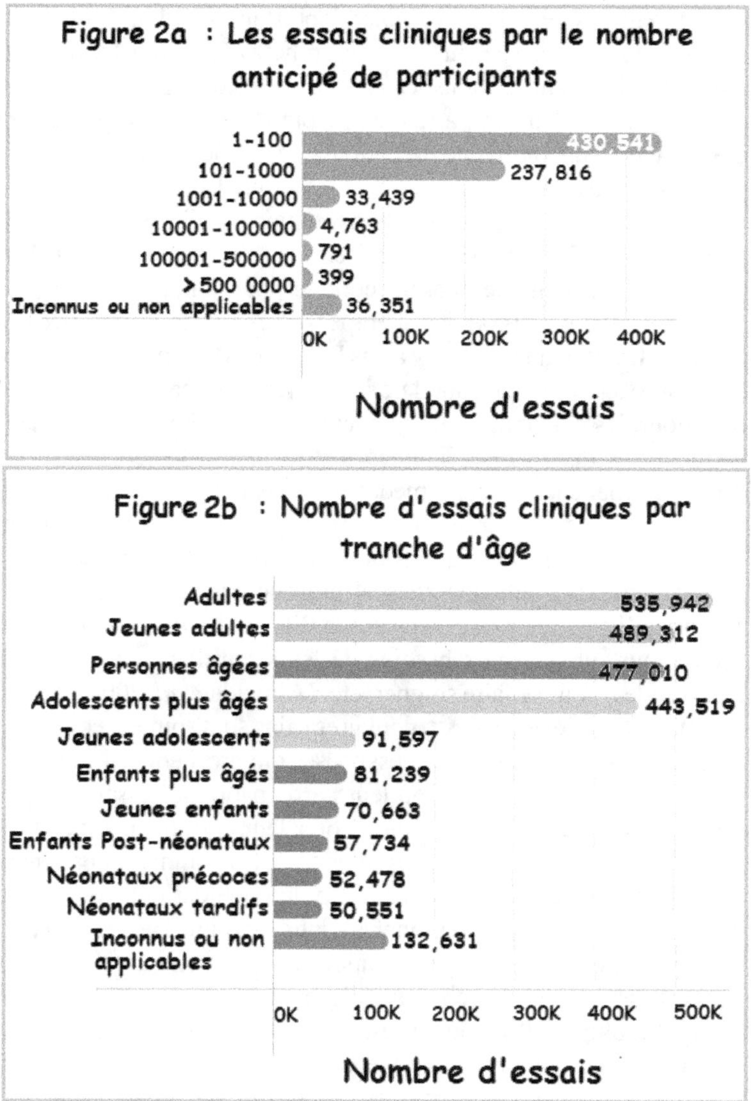

Figure 2 *: Les participants aux essais cliniques enregistrés entre 1999 et 2022 (d'après WHO 2023)*

En règle générale, la participation d'un individu à un essai clinique doit être basée sur une compréhension complète, transparente et satisfaisante de tous les aspects de l'étude, ainsi que sur un consentement éclairé à y participer. En outre, cela dépend également des facteurs qui motivent un individu à participer à l'essai, qui peuvent varier d'une personne à l'autre. Dans le cadre des transactions, appelées par certains « marchandisation du corps humain », certaines personnes prêtent, à leur risque et péril, leur organisme à l'industrie pharmaceutique pour y réaliser des essais cliniques sur des produits thérapeutiques « candidats médicaments ». Étant donné qu'il n'y a pas beaucoup de gens qui acceptent de se faire sacrifier sur l'autel de la science juste par culte, principe ou amour, les personnes qui acceptent de se porter volontaires dans les cohortes des essais cliniques le font généralement en raison d'une confiance en leurs médecins traitants, mais surtout par nécessité financière. En effet, les incitations financières semblent être les principales motivations des volontaires en bonne santé. Ils s'inscrivent aux études de phase I presque exclusivement pour le revenu qu'ils peuvent gagner, parce qu'ils ont besoin d'argent pour vivre, pour subvenir aux besoins de leurs familles, pour terminer leurs études, pour se faire soigner, etc. (Almeida *et al.* 2007 ; Tolich 2010). En conséquence, les volontaires sains sont souvent constitués d'étudiants et de personnes nécessiteuses qui profitent de l'indemnité compensatrice, reçue suite à leur participation à l'essai clinique, pour avoir un revenu ou pour améliorer leur quotidien. Aux États-Unis, la majorité des volontaires sains sont des hommes appartenant à des minorités économiquement et politiquement défavorisées. Il existe des différences régionales dans les groupes raciaux et ethniques, avec une surreprésentation des Afro-Américains et des Latinos dans les essais cliniques de phase I (Fisher et Kalbaugh 2011). La plupart des volontaires en bonne santé sont sans emploi, travailleurs saisonniers ou indépendants (Motluck 2009). Un autre type de participants en série est constitué par ceux ayant des difficultés supplémentaires à trouver un emploi salarié parce qu'ils ont des antécédents d'incarcération ou n'ont pas de qualification ou d'autorisation de chercher du travail aux États-Unis. Les motivations des participants qui souffrent de maladies sont probablement différentes. Ils sont souvent désireux de participer à la recherche dans l'espoir d'obtenir d'éventuels bénéfices thérapeutiques et un traitement médical gratuit, ou de contribuer à mieux comprendre la maladie qui les afflige (Madsen *et al.* 2002 ; Agrawal *et al.* 2006). Les données bibliographiques ont démontré que parmi les volontaires sains, les motivations financières étaient positivement corrélées au nombre d'essais cliniques auxquels ils avaient participé ; par contre un âge plus élevé des patients participants était positivement corrélé à l'attente d'un meilleur traitement disponible (Vogt *et al.* 1986 ; Walsh 2013 ; Bergmann *et al.* 2022). En plus, les volontaires sains ne sont pas souvent de simples participants ponctuels, mais des participants « en série » susceptibles de s'inscrire à plusieurs reprises dans les essais de phase I et certains deviennent même des « cobayes professionnels » (Tishler et Bartholomae 2003 ; Abadie 2010 ; Fisher 2015b ; Chen *et al.* 2017). On suppose que cela est en grande partie associé à la compensation financière qu'ils reçoivent pour leur participation aux essais (Fisher *et al.* 2018 ; Fisher *et al.* 2021).

Les paiements varient considérablement, en fonction de l'emplacement géographique, de la durée de l'étude et des procédures impliquées. Mais, on estime que l'étude paie un volontaire en moyenne entre 2 000 et 4 000 dollars américains. De plus, cherchant à tirer un revenu régulier, la plupart des volontaires en bonne santé participent en série à des essais cliniques de phase I (Weinstein 2001). En raison de cette structure salariale, Cooper et Waldby (2014) soutenaient que la participation aux essais cliniques est un travail incarné, une forme de travail représentative des économies flexibles. Vu sous cet angle, le volontaire sain de phase I devient un entrepreneur indépendant participant à des essais cliniques contre rémunération de manière occasionnelle ou routinière. Cependant, les volontaires sains ne sont pas protégés en tant que travailleurs ou n'ont pas droit aux droits du travail (Lemmens et Elliott 2001 ; Sunder Rajan 2007). Dans son livre intitulé : « Les Cobayes professionnels », Abadie (2010) a constaté que des volontaires sains conçoivent leur participation aux essais de phase I comme un travail et un moyen plus facile d'avoir un revenu car elle est moins exigeante et plus flexible. Ils l'adoptent comme étant un mode de vie et se concentrent sur ce qu'ils doivent faire pour y réussir (Abadie 2010).

Comme toute autre procédure médicale, les études cliniques ne sont pas dénuées d'effets secondaires indésirables modérés ou graves. Les volontaires humains pourraient donc être les premières victimes des méfaits du nouveau produit candidat au statut de médicament (Sondik *et al.* 1974). La DoH déclare que : « certains groupes et individus sont particulièrement vulnérables et peuvent avoir une probabilité accrue d'être lésés ou de subir un préjudice supplémentaire. Tous les groupes et individus vulnérables devraient bénéficier d'une protection spécifiquement étudiée ». Quelques exemples d'accidents graves (parfois mortels) chez les volontaires eux-mêmes causés par les essais cliniques (parfois mal conçus ou mal conduits) et par leur délocalisation dans les pays émergents et leur industrialisation sont présentés plus loin (Partie II, Chapitre 3, Paragraphe 6).

7. *LES ENTREPRENEURS DES ESSAIS CLINIQUES*

Les données bibliographiques indiquent que jusqu'aux années quatre-vingt-dix, plus de 80 % des essais cliniques de médicaments parrainés par l'industrie étaient principalement effectués par des chercheurs dans les institutions et les hôpitaux universitaires. Ce système, bien qu'imparfait, impliquait généralement certaines normes minimales. La protection des participants étant alors assurée par les conseils de surveillance des institutions d'accueil. Cependant, au cours des 25 dernières années, la recherche médicale est devenue une entreprise largement privatisée. À partir des années 1990, les fabricants américains de médicaments ont commencé à transférer les essais cliniques à l'étranger et ont également commencé à sous-traiter toutes les phases de développement et de la réalisation des essais, les confiant à des entreprises privées à but lucratif, qui sont les Organisations de Recherche sous Contrat : CRO (Mirowski et Van Horn 2005). Ainsi, le travail des essais cliniques s'est progressivement industrialisé et ressemble de moins en moins à la recherche. Il s'est transformé en une vaste armée d'organisations formelles de recherche sous contrat qui mènent des essais dans toutes les régions du monde. Aujourd'hui, plus de 75 % de tous les essais cliniques financés par les sociétés pharmaceutiques sont effectués dans des centres ou des cabinets médicaux privés (Drazen 2002 ; Schulman *et al.* 2003 ; Mello *et al.* 2005 ; Morrow *et al.* 2021).

Les CRO sont donc des entreprises privées qui fournissent des services d'essais cliniques pour les industries pharmaceutiques, biotechnologiques et des dispositifs médicaux. Elles sont embauchées par les industriels concernés pour planifier, coordonner, exécuter et gérer le cycle de vie de l'essai clinique. Ces industries travaillent projet par projet avec les CRO, ce qui leur permet de ne plus avoir recours à un personnel permanent, de réduire ainsi les coûts et d'augmenter leurs bénéfices. Les CRO servent aussi de contact principal entre le promoteur et les autres parties prenantes tout au long de l'essai, en communiquant avec les comités d'éthique et de conformité, le personnel de réglementation, les fournisseurs, les médecins et les coordinateurs de recherche. Bien que le promoteur puisse déléguer des fonctions à une CRO, c'est bien le promoteur qui a la responsabilité de l'aspect juridique et de la qualité de l'essai clinique. Il existe différents types de CRO, mais leurs services typiques dans l'industrie de la santé comprennent les affaires réglementaires, la planification des essais cliniques, la sélection et le lancement du site, l'aide au recrutement, la surveillance clinique, la gestion des données, la logistique des essais, les biostatistiques, la rédaction médicale et la gestion de projet. Les CRO vont des petites agences aux sociétés multinationales qui gèrent tous les aspects des essais cliniques, de l'approbation éthique et du recrutement des sujets à la soumission de données cliniques à la FDA. La plus importante société privée dans ce domaine est de loin *Quintiles Transnational* (basée à Durham en Caroline du Nord) qui génère des revenus annuels de dizaines de milliards de dollars. Elle offre les services de 23 000 employés dans 60 pays et affirme avoir « contribué au développement ou à la commercialisation des 30 médicaments les plus vendus » (Barlett et Steele 2011).

Malheureusement, les grandes firmes pharmaceutiques sont parmi les investisseurs directs ou indirects (à travers l'acquisition des actions en bourse) de ces sociétés (privées ou publiques) promotrices des essais cliniques, d'où un conflit d'intérêt certain. Cette situation, jette un certain doute sur leur indépendance par rapport aux commanditaires de leurs services et par là de leur impartialité dans la conduite des essais cliniques et le traitement de leurs résultats et données.

D'autre part, la FDA (principal organisme chargé de protéger, en théorie, les sujets humains enrôlés dans la recherche médicale aux

États-Unis) a confié une grande partie de cette responsabilité à un réseau d'entreprises privées et de groupes appelés comités d'examen institutionnels (*Institutional Review Board* : IRB) (FDA (1998). Les IRB ont pour mission de superviser les essais des sociétés pharmaceutiques et sont censés réglementer les CRO. Ils ont l'obligation d'évaluer chaque essai clinique, avec une préoccupation particulière qui est le bien-être des sujets recrutés (Green *et al.* 2006 ; Straight 2009 ; Stark *et al.* 2010 ; Silberman et Kahn 2011). La plus ancienne et la plus grande société IRB à but lucratif est *Western IRB* (WIRB) basée à Olympia, Washington. Elle est responsable de la protection des personnes enrôlées dans 17 000 essais cliniques aux États-Unis (Evans *et al.* 2005). La majorité des responsables de centres de bioéthique des universités américaines déclarent que : « confier la supervision des expériences humaines concernant les médicaments à des entreprises privées à but lucratif est une erreur ». En tant qu'entreprises privées, et à l'instar des CRO, les IRB sont directement ou indirectement payés par les firmes pharmaceutiques elles-mêmes, et leur impartialité est alors légitimement mise en doute. En plus, les IRB fonctionnent dans un tel secret que les noms de leurs membres ne sont souvent pas divulgués au public (Klitzman 2011 ; Ross *et al.* 2012a ; Stretton *et al.* 2016). Ainsi, de nombreux essais sont approuvés par des comités d'éthique à but lucratif, annoncés par des spécialistes du recrutement de patients et réalisés par des « chercheurs contractuels » qui élaborent les procédures des essais cliniques, les appliquent eux-mêmes et préparent des rapports sur les résultats. Des agences commerciales d'enseignement médical rédigent les articles techniques pour publication dans des revues médicales et créent des campagnes promotionnelles.

En conséquence, depuis que la gestion des essais cliniques est devenue la tâche des hommes d'affaires et non celle des cliniciens, la rentabilité, les gains et les profits sont devenus l'objectif primordial, exerçant une importante pression sur les sponsors et les chercheurs engagés pour être au service de cet objectif. Les personnes qui travaillent en première ligne ne sont pas des scientifiques indépendants mais des techniciens salariés qui sont payés pour rassembler un certain nombre d'êtres humains, parfois les séquestrer et les nourrir (Evans *et al.* 2005), administrer certains intrants chimiques et recueillir des échantillons d'urine et de sang à intervalles réguliers. Les cobayes de recherche sont les produits les plus prisés dans l'industrie des essais cliniques. Quatre essais cliniques sur cinq sont retardés en raison de difficultés à recruter des sujets (Fisher 2008). Ces retards peuvent être coûteux car le compte à rebours des brevets sur les nouveaux médicaments commence à tourner dès que le brevet est déposé. Comme les CRO l'ont découvert, de nombreux sujets de recherche peuvent être persuadés de s'inscrire parce qu'ils n'ont pas d'assurance maladie ou parce qu'ils sont trop pauvres pour se payer des médicaments. La délocalisation des essais dans les pays pauvres (où ils peuvent également être menés avec moins de surveillance de la part des organismes réglementaires, telle que la FDA) aide énormément les CRO à trouver, sans peine et à moindres coûts, ces cobayes humains ; particulièrement des sujets « naïfs de traitement », c'est-à-dire ceux qui n'ont pas encore été traités pour leur maladie ou qui ne prennent (ou qui n'ont jamais pris) aucun autre médicament. En 2008, selon le HHS (*Department of Health and Human Services*), 78 % des sujets inscrits aux essais cliniques vivaient en dehors des États-Unis (Elliott 2010). Les CRO font aussi économiser de l'argent aux entreprises pharmaceutiques en déployant les principes de la gestion industrielle : Décomposer les essais en étapes étroites et discrètes, qui peuvent être réalisées avec une efficacité maximale par des travailleurs spécialisés, recevant des salaires relativement bas. Selon Jill Fisher (auteur de *Medical Research for Hire*), il faut très peu d'expérience pour être un « moniteur » CRO (un cadre intermédiaire, souvent une infirmière) qui coordonne les différents sites impliqués dans une étude (Fisher 2008). En revanche, les médecins privés et les chercheurs contractuels rémunérés pour superviser les essais cliniques sont souvent très bien rémunérés. Pourtant, ils ont généralement peu ou pas de formation en recherche. Ils ne génèrent pas d'idées scientifiques originales, ne conçoivent pas d'études et n'analysent pas les résultats. Leur rôle principal est d'aider à recruter des sujets et de superviser leur participation à l'essai. Si les compétences universitaires veulent réaliser des essais cliniques pour l'industrie pharmaceutique, ils doivent rivaliser avec ces chercheurs contractuels, qui offrent peu à l'ensemble de la science mais réalisent efficacement des essais adaptés à l'industrie des produits thérapeutiques (Fisher 2008 ; Elliott 2010 et 2015).

8. *ESSAIS CLINIQUES ET CONFLITS D'INTÉRÊTS*

Les conflits d'intérêts concernant la recherche clinique impliquant des êtres humains surviennent à différents niveaux et s'imprègnent généralement entre eux. Ce paragraphe se concentrera sur les différents niveaux où les problèmes de conflits d'intérêts sont plus susceptibles de se produire. C'est le cas par exemple des actions des industries pharmaceutiques, leurs relations avec les professionnels de la santé et leurs interactions avec des universités et des instituts de recherche ; les comités d'éthique de recherche et leurs membres, y compris les éventuelles pressions exercées sur eux par les chercheurs ; les sponsors et leurs institutions ; etc. Pour les volontaires des pays en développement, la participation aux essais cliniques est souvent considérée comme, et peut réellement l'être, une opportunité unique de bénéficier de meilleurs soins de santé, d'un meilleur traitement. Pour les professionnels de la santé, les essais cliniques pourraient être une opportunité pour un accès plus facile à des examens de laboratoire coûteux et également à l'obtention de certains médicaments auxquels il serait autrement difficile d'avoir accès. Les universités ou les instituts de recherche eux-mêmes sont également confrontés à des conflits d'intérêts, dans la mesure où les projets parrainés peuvent contribuer à augmenter directement leurs budgets, ou indirectement à améliorer l'infrastructure physique et les équipements des laboratoires impliqués.

Concernant les industriels pharmaceutiques, les conflits d'intérêts sont observés dans leurs décisions d'investir pour développer de nouveaux produits, ainsi qu'en ce qui concerne la promotion et la commercialisation de ces produits. Quant à l'influence de l'industrie sur les tenants et aboutissants des essais cliniques, des centaines d'études ont été publiées depuis le milieu des années quatre-vingt-dix. Elles ont comparé plusieurs milliers d'essais menés dans tous les domaines de la médecine. Ainsi, il existe désormais de nombreuses preuves de l'implication des sociétés pharmaceutiques dans la corruption de la science médicale qui, au sein de la communauté médicale, est généralement supposée être le résultat de conflits d'intérêts (Rochon*et al.* 2011 ; Lundh *et al.* 2012 et 2017 ; Meslin*et al.* 2015 ; Mello *et al.* 2018). Cependant, parmi les multiples mécanismes usités par l'industrie pharmaceutique pour corrompre, certains ne sont pas bien saisis par les analyses standards en termes de conflits d'intérêts. Le corpus de science médicale est perverti par les largesses de l'industrie pharmaceutique et une grande partie de cette corruption passe par les « *Ghostwriters* » (McHenry 2010 ; Gorry 2015 ; Matheson 2016 ; Sismondo 2018 et 2020) et les activités de greffe (Jureidini *et al.* 2016). Une activité est dite de greffe quand les sociétés pharmaceutiques mènent leurs propres recherches et les intègrent en douceur à la science médicale académique, profitant de la légitimité de cette dernière. « Lorsqu'un système de connaissances perd de manière importante son intégrité, cessant de fournir les types de connaissances fiables qu'on attend de lui, nous pouvons qualifier cette corruption d'épistémique » disait Sismondo Sergio du département de philosophie, Université Queen's, Kingston, ON, Canada. Il ajoute que : « la corruption épistémique se produit souvent parce que le système a été coopté pour des intérêts en contradiction avec certains des objectifs centraux censés se trouver derrière lui » (Sismondo 2021). L'industriel pharmaceutique est aujourd'hui, selon l'ONU, hors de tout contrôle. Fort de son hégémonie, il s'est adonné à des pratiques à la limite de l'éthique et du moralement et scientifiquement acceptable (Angell 2004 ; Kassirer 2005). Dans son dernier livre intitulé : « *Deadly Medicines and Organised Crime* : *How Big Pharma HasCorrupted Healthcare* », Peter Gotzsche a décortiqué les agissements de l'industrie pharmaceutique et sa charade de comportements frauduleux, à la fois dans la recherche et le marketing où le mépris, moralement répugnant, pour les vies humaines est la norme (Gøtzsche 2013). Ses agissements condamnables sont multiples : La manipulation de l'information scientifique (pratique des rédactions fantomatiques ou *Medical ghostwriting*, études sur commande et des résultats sur mesure (voire virtuels), manipulation des résultats des études cliniques, etc.) ; l'achat des services des experts des autorités réglementaires ; l'indulgence dans l'octroi d'AMM et l'insuffisance de la pharmacovigilance ; la rentabilité au détriment de l'éthique, de la morale et des souffrances des patients (recours aux puissants lobbies, corruption et pots-de-vin, invention de nouvelles pathologies (spécialement psychiatriques), entretien de la peur des maladies pour l'amplification de la consommation de médicaments, lancement de faux nouveaux médicaments, politique du monopole et de la mainmise sur les prix de médicaments) ; etc. (Krifi 2022a et b).

Concernant les investigateurs, les conflits d'intérêts peuvent être liés aux gains financiers issus de la participation à des essais sponsorisés par l'industrie pharmaceutique ou à l'élan attendu dans la carrière universitaire grâce à la publication des résultats des essais ainsi qu'à des intérêts personnels, tels que le soutien financier pour des voyages et/ou des conférences à l'étranger. Fréquemment, la participation des enquêteurs du pays hôte se limite à la mise en œuvre des protocoles de phase III ou IV, souvent sans grande pertinence scientifique, et encore moins en terme de santé publique (Grecco et Diniz 2008). De nombreux investigateurs médicaux américains qui gèrent des essais de médicaments disent qu'ils préfèrent travailler à l'étranger, où les réglementations sont laxistes et où le « conflit d'intérêts » est synonyme de « business comme d'habitude » (Fava 2010). Aux États-Unis, les médecins qui supervisent les essais sont tenus de remplir des formulaires indiquant les revenus reçus des sociétés pharmaceutiques. L'objectif de cette mesure est de se prémunir contre les biais financiers dans les essais. Cela explique en partie pourquoi le nombre d'investigateurs d'essais cliniques enregistrés auprès de la FDA a chuté de 5,2 % dans ce pays entre 2004 et 2007, tandis qu'il a augmenté de 16 % en Europe de l'Est, de 12 % en Asie et de 10 % en Amérique latine. Dans une enquête récente, 70 % des chercheurs cliniques éligibles aux États-Unis et en Europe occidentale interrogés ont déclaré qu'ils étaient découragés par l'environnement réglementaire actuel, en partie parce qu'ils sont obligés de divulguer leurs liens financiers avec l'industrie pharmaceutique. Dans les essais menés en dehors de ces pays, peu de gens s'en soucient (Bekelman*et al.* 2003 ; Barlett et Steele 2011 ; Sismondo 2021).

Parmi les multiples affaires de conflits d'intérêts rapportées dans les journaux scientifiques et/ou dans les médias grand public, on peut citer pour illustration de ce phénomène le cas de l'affaire de Scott Reuben, un médecin anesthésiste et algologue. Pratiquement, tous ses travaux ont été financés par la firme Pfizer pour démontrer l'efficacité antalgique de certains produits (Lyrica, Celebrex, Effexor, etc.). En 2007, les scientifiques ont découvert que la grande majorité des 72 études signées ou cosignées par Reuben sont partiellement ou intégralement falsifiées. Il n'a jamais mené les études qui ont fait l'objet d'au moins 21 publications dans diverses revues médicales prestigieuses, tel que le *Journal of Clinical*

Anesthesia, Anesthesiology, Anesthesia and Analgesia. L'hôpital où Reuben exerçait a confirmé qu'il a inventé des données incluses dans les résultats des essais cliniques (Horton 2015). Comme autre exemple d'affaire de ce genre, on peut citer l'essai CAFE (*Comparison of Atypicals in First Episode*) de 2004, parrainée par l'industrie pharmaceutique, approuvée par la FDA et menée par l'Université du Minnesota. CAFE est une étude clinique randomisée et en double aveugle, concernant trois antipsychotiques atypiques (Seroquel : Quétiapine ; Zyprexa : Olanzapine et Risperdal : Rispéridone), conçue et financée par AstraZeneca (le fabricant de Seroquel). La gestion de cette étude a été sous-traitée à une CRO, qui l'avait mené sur 26 sites différents dont l'Université du Minnesota. À Minnesota, les patients souffrants ont été enrôlés dans l'étude de manière non éthique. Ils ont été obligés de choisir entre l'internalisation obligatoire dans un établissement psychiatrique ou d'accepter de se conformer au programme de traitement établi par leur psychiatre et consommer, contre leur gré, les produits antipsychotiques expérimentaux testés. Parmi les 18 événements indésirables graves enregistrés chez les 400 sujets de l'étude figuraient un homicide présumé et cinq tentatives de suicide, dont deux réussis. Un de ces deux patients décédés par suicide a été inscrit contre la volonté de sa mère et a été forcé de choisir entre s'inscrire à l'essai ou être placé involontairement dans un établissement psychiatrique public (bien qu'il fût dans un état mental ne lui permettant pas de signer un consentement éclairé). Cette affaire a été rapportée par Carl Elliott enseignant de l'éthique médicale à l'Université du Minnesota (Elliott 2015). Elliott disait que : « le danger ne réside pas seulement dans les circonstances particulières qui ont conduit à la mort de ce patient, mais dans un système de recherche clinique qui a été complètement emprise par les forces du marché, de sorte que de nombreuses études ne sont devenues guère que des instruments secrets de promotion des médicaments ».

Une enquête approfondie a révélé des faits reprochables et fortement préjudiciables pour les patients et pour la science, dont on peut citer des liens financiers entre le psychiatre et AstraZeneca, des conflits d'intérêts et des arrangements financiers inquiétants avec l'université, des oublis et des biais dans la conception de l'essai par AstraZeneca et une insuffisance de protection par l'IRB (Elliott 2015). Le psychiatre (un Docteur co-chercheur et directeur de département) entretenait de bonnes relations financières avec des firmes pharmaceutiques. Il était membre du « bureau des conférenciers » d'AstraZeneca, donnant des conférences rémunérées pour l'entreprise. Il avait des accords similaires avec Eli Lilly et Janssen, les fabricants des autres produits atypiques testés dans l'étude CAFE. De plus, il travaillait comme consultant rémunéré pour Lilly, Janssen, Bristol-Myers Squibb et Pfizer. Le montant total de l'argent qu'il a reçu de l'industrie pharmaceutique entre 2002 et 2008 a été indiqué dans une base de données publique gérée par le conseil des pharmacies du Minnesota. Cependant, cette base ne fait pas de distinction fiable entre les données concernant le paiement (par les sociétés pharmaceutiques) pour consultation et prise de parole (conférences), qui va généralement directement dans la poche d'un médecin et celles concernant les subventions de recherche qui vont à l'université et sont utilisées pour aider à garantir les salaires des bénéficiaires de subventions (De nombreux médecins universitaires sont tenus par leurs universités de générer une partie substantielle de leurs salaires en obtenant des subventions de recherche).

L'université a tiré aussi profit de ces essais à travers des arrangements financiers inquiétants avec les sociétés pharmaceutiques. En effet, dans le cadre de son accord avec AstraZeneca, le département de psychiatrie a gagné 15 648 dollars pour chaque sujet ayant terminé l'étude CAFE. Elliott rapportait quelques données concernant ce sujet. Il disait : « qu'en 1994, le directeur de la psychiatrie pour enfants et adolescents (le Dr Barry Garfinkel) a été condamné à une peine de prison fédérale pour cinq crimes liés à une fraude à la recherche impliquant le médicament Ciba-Geigy Anafranil (Clomipramine). L'assistante de recherche qui a dénoncé en 1989 l'affaire a perdu son emploi et en vertu d'un accord secret conclu avec Garfinkel, l'université a gardé la fraude secrète pendant quatre ans, jusqu'à ce qu'il soit finalement inculpé. En 1995, l'université a été sanctionnée par les NIH après des révélations selon lesquelles le chef de la chirurgie de transplantation (Dr John Najarian) avait généré des millions de dollars pour l'université en fabriquant et en vendant illégalement un médicament immunosuppresseur sans l'approbation de la FDA. Une enquête du *Minneapolis Star Tribune* a révélé que l'université était au courant de l'activité illégale depuis des années.

D'autres scandales sont récemment apparus, notamment une enquête du Sénat sur le président de la chirurgie de la colonne vertébrale (Dr David Polly) pour avoir omis de divulguer 1,2 million de dollars qu'il avait reçu comme frais de consultation par le fabricant d'appareils Medtronic. Une série de rapports d'enquêtes a été publiée dans le New York Times concernant les liens des médecins du Minnesota et de l'université avec l'industrie (Harris *et al.* 2007). Ces scandales ont poussé la doyenne de la faculté de médecine (Dr Deborah Powell) à nommer un groupe de travail pour concevoir une nouvelle politique sur les conflits d'intérêts. Cette démarche a été abandonnée après que le Star Tribune a révélé que le coprésident du groupe de travail (Dr Leo Furcht) avait acheminé 500 000 dollars de subventions universitaires dans sa propre entreprise privée, qu'il a ensuite vendue pour 9,5 millions de dollars. Furcht est resté président du département de médecine et du laboratoire de pathologie de l'université (Harris *et al.* 2007 ; Elliott 2015).

Les conflits d'intérêts découlant du parrainage de la recherche clinique par l'industrie pharmaceutique peuvent potentiellement biaiser fortement les résultats des essais, avoir des conséquences tragiques sur la santé des patients et/ou les volontaires y participant et, en fin de compte, nuire aux soins de santé (Bekelman*et al.* 2003 ; Institute of Medicine 2009 ; Cosgrove *et al.* 2013). Ainsi, concernant la recherche clinique impliquant des êtres humains, l'accent doit être mis sur la nécessité de séparer les intérêts économiques des besoins réels de santé publique. Les arguments économiques utilisés pour justifier le recours à la corruption financière, l'abaissement des exigences éthiques et l'exploitation de la vulnérabilité doivent être rejetés.

CHAPITRE 2

LES PAYS PAUVRES

Niches en or pour les essais cliniques des pays du Nord

1. *INTRODUCTION*

De nos jours, les essais cliniques règlementaires sont menés dans le monde entier, tant dans les pays développés que dans les pays en développement. Au-delà de leurs avantages évidents directs pour la santé publique (en termes de nouvelles connaissances et de nouveaux traitements), ils contribueraient également indirectement à renforcer les capacités de recherche en soins de santé, à améliorer les infrastructures locales et à stimuler l'économie. Ainsi, la recherche clinique des institutions universitaires et des sociétés pharmaceutiques a suivi la tendance générale de la mondialisation et s'est déplacée inexorablement vers les pays à faible revenu. Certains experts disent qu'il existe diverses raisons de mener des essais cliniques dans les pays pauvres, en particulier, ils sont souvent le seul moyen de tester des médicaments et des vaccins pour les maladies qui affectent principalement les habitants de ces pays. Essayer de tester l'innocuité et l'efficacité d'un vaccin contre le paludisme en Europe ou en Amérique du Nord serait relativement futile compte tenu du manque de patients. Les promoteurs des essais cliniques se tournent vers les pays en développement en raison des coûts inférieurs, de la prévalence des maladies et du nombre apparemment illimité de personnes à enrôler. Il est nettement plus facile d'y recruter et à moindre coût le nombre nécessaire de patients, qui acceptent de se porter volontaires en raison de leur situation économique et/ou leur état de santé. Les gouvernements des pays hôtes considèrent souvent la recherche clinique comme un moyen de fournir des soins médicaux autrement inabordables. Les populations cibles de la recherche clinique dans ces pays en développement n'ont pas souvent accès aux soins de santé de base, incapables de distinguer entre traitement thérapeutique et recherche clinique et sont politiquement impuissantes. Pour nombre d'entre elles, les essais cliniques sont souvent leur seul accès aux soins médicaux. Or, c'est précisément ce besoin médical non satisfait qui présente un risque d'exploitation. L'Association Médicale Mondiale a considéré que la possibilité d'exploitation de ce genre de patient (achat du consentement avec de l'argent ou avec d'autres avantages) était trop élevée. Profiter des privations et de la vulnérabilité des gens pour leur imposer les risques de la recherche en santé peut être considérée comme une exploitation si elle n'est pas soigneusement planifiée et réglementée. L'objectif principal de la conduite d'essais cliniques dans les pays en développement devrait être une réponse aux besoins de santé de la population hôte. Il s'agit donc de trouver un juste équilibre entre les intérêts économiques des entreprises pharmaceutiques et les exigences procédurales et éthiques de la recherche du monde universitaire d'une part et entre les besoins des patients en général et ceux des pays à revenu faible en particulier d'autre part. Ceci permet d'assurer que toutes les parties en bénéficient (Bhutta 2002 ; Farrell 2006 ; Garrafa et Lorenzo 2008 ; Arai *et al.* 2010).

Des normes internationales cohérentes et efficaces doivent être élaborées pour protéger et servir les populations vulnérables dans les pays en développement. Elles doivent accorder une attention accrue au consentement éclairé, à la reconnaissance des populations vulnérables et à une répartition équitable des avantages et des bénéfices potentiels entre les différentes parties concernées ; les sociétés pharmaceutiques, les personnes utilisées, les laboratoires et les institutions académiques impliqués, les pays en développement et la santé humaine (progrès de la science et des soins médicaux).

2. *FACTEURS MOTIVANT LA DÉLOCALISATION DES ESSAIS CLINIQUES*

La croissance phénoménale des ventes mondiales de produits pharmaceutiques et la quête d'innovation entraînent un besoin sans précédent de cobayes humains, en particulier dans les pays à revenu intermédiaire et faible. Les études cliniques coûtent cher à l'industrie pharmaceutique. Elles représentent plus de la moitié du coût total du développement d'un nouveau produit thérapeutique (Moore *et al.* 2018 ; Ledesma 2020). Même si le commerce des médicaments génère beaucoup d'argent pour les sociétés pharmaceutiques multinationales, la part qu'elles investissent dans le développement de nouvelles molécules thérapeutiques grève une part appréciable de leurs bénéfices, ce qui devient de moins en moins supportable pour elles. Les données estiment que la réalisation de ces essais cliniques dans les pays pauvres ou émergents du Sud permet aux firmes pharmaceutiques de réaliser une économie non négligeable, estimée à 65 % du coût de leur réalisation dans les pays occidentaux. Cependant, des chercheurs américains se demandent si les résultats des essais cliniques menés dans certains de ces pays sont pertinents pour les Américains en premier lieu. Ils soulignent que, pour diverses raisons, l'organisme des habitants des régions pauvres du monde pourrait métaboliser les produits thérapeutiques différemment de la façon dont fait celui des habitants américains. Ils notent aussi que les maladies courantes dans d'autres pays, telles que le paludisme et la tuberculose, peuvent fausser les résultats des essais cliniques. Mais du point de vue des compagnies pharmaceutiques, ces craintes scientifiques (justifiées ou non) ne pèsent rien devant les facteurs qui font que le déplacement des essais cliniques à l'étranger est si attrayant et si profitable pour elles. Parmi les facteurs encourageants, on peut citer (Talati 2007 ; Schuster 2015) :

- Un intérêt financier motivant et des coûts opérationnels faibles : Il est moins cher d'organiser ces essais dans des endroits où il y a une forte concentration de personnes pauvres, qui croient souvent qu'elles sont traitées pour une maladie alors qu'en vérité elles ne sont en train de recevoir qu'un simple placebo (comme cela peut être le cas dans certains essais). Aux États-Unis, la mise sur le marché d'un médicament moyen nécessite environ 2,6 milliards de dollars, dont plus de la moitié est consacrée aux essais cliniques (Garnier 2008 ; DiMasi *et al.* 2016). Un centre médical de premier ordre en Inde facture un dixième des frais exigés par une institution américaine de second rang (Garnier 2008). Un recrutement rapide de patients naïfs et la réalisation plus rapide des essais délocalisés représentent des économies considérables pour les fabricants de produits pharmaceutiques.

- La facilité de recruter des patients : en effet, dans les régions, où une importante frange de la population souffre de difficultés financières, les essais cliniques lui représentent une opportunité de gagner un peu d'argent et surtout d'accéder aux médicaments nouveaux ou standards, dont le coût lui est prohibitif. Ainsi, il est plus aisé pour les firmes pharmaceutiques de trouver (en grand nombre et avec moindre difficulté et dépense) des cobayes humains pour réaliser avec plus de bénéfices leurs études cliniques (King 2004 ; Farrell 2006 ; Ourso 2012). Les patients recrutés sont souvent analphabètes, qui dans certains cas signent des formulaires de consentement (quand ils existent) avec une empreinte de pouce ou en grattant un "X". En plus, un volontaire dans certains pays du Sud coûte jusqu'à dix fois moins cher que celui recruté en Occident (l'indemnité financière qui lui est allouée est vraiment dérisoire).

- La facilité de trouver ce que l'industrie pharmaceutique appelle des patients « naïfs de traitement ». Ces derniers sont des personnes qui ne sont pas traitées (ne prennent aucun médicament) et qui n'ont peut-être jamais pris de médicaments. Donc, la prévalence plus élevée de certaines maladies parmi la population et l'absence (ou la faible) exposition préalable aux médicaments sur ordonnance font de ces patients des participants idéaux (bien que vulnérables) aux études cliniques. Les essais effectués sur ce genre de personnes donneront presque certainement les résultats les plus fiables, car chez les patients occidentaux (hypermédiqués) on pourrait observer des interactions médicamenteuses et la métabolisation de la molécule (le produit) testée par leur organisme pourrait être différente. Ceci pourrait donner des caractéristiques pharmacocinétiques et pharmacodynamiques légèrement différentes par rapport à celles déterminées chez un organisme naïf faussant ainsi les résultats des études cliniques. Aussi, le large réservoir de bénévoles potentiels associé à la facilité, la rapidité et le moindre coût de leur recrutement permettent-ils aux firmes pharmaceutiques de réaliser leurs essais à une fréquence plus élevée et à des frais nettement plus faibles. Elles s'assurent ainsi des profits substantiels qu'elles ne pourraient pas avoir si l'essai n'a pas été délocalisé.

- La recherche d'une signification statistique pour les médicaments chimiquement très similaires à ceux qui sont déjà existants sur le marché (médicaments dits « me-too ») et qui ne confèrent qu'un faible avantage par rapport aux traitements standards prescrits. Des essais de plus en plus importants, avec un nombre croissant de sujets humains sont alors nécessaires pour mesurer la signification statistique des améliorations qu'ils pourraient apporter par rapport aux produits standards. Cela est particulièrement nécessaire pour la pertinence de leur approbation et leur commercialisation. Le recrutement d'un nombre suffisant de patients reste donc un goulot d'étranglement majeur pour ce genre d'étude médicale et les entreprises se sont tournées vers les destinations émergentes pour mener ces essais car il est plus facile d'y trouver ce qu'elles cherchent comme participants.

- L'absence et/ou la plasticité de la réglementation et des comités d'éthiques dans certains de ces pays cibles associées à l'absence du regard éveillé et gênant de la société civile rendent les préoccupations éthiques facultatives. Cet environnement fait que le risque de litige dans la réalisation d'une étude clinique est négligeable, voire inexistant. Aussi, les CRO à but lucratif ont de nombreuses relations avec l'étranger offrant ainsi un autre avantage pour les firmes pharmaceutiques occidentales de tester leurs produits dans ces pays avec beaucoup moins de dépenses et surtout loin des soucis éthiques et réglementaires.
- La généralisation des procédures internationales standardisées pour la conduite des essais cliniques
- Les agences réglementaires (FDA et autres) mènent peu de surveillance et d'inspection à l'étranger. En 2008, la FDA n'a visité que 45 des 6 485 sites étrangers où des essais de médicaments étaient en cours. Ainsi, pour les compagnies pharmaceutiques tout tracas de ces organismes de suivi et de contrôle est écarté, ce qui leur constitue un avantage non négligeable.
- Enfin, un facteur important dans le déplacement des essais cliniques vers des pays étrangers cibles est une faille dans la réglementation FDA. En effet, si les données des études menées aux États-Unis suggèrent qu'un médicament n'a aucun avantage, les résultats des essais réalisés à l'étranger peuvent souvent être utilisés à leur place pour obtenir l'approbation (l'AMM) par la FDA. Il existe même un terme pour désigner les pays qui se sont montrés particulièrement réceptifs lorsque les sociétés pharmaceutiques ont besoin de données positives rapidement : on les appelle les « pays de sauvetage ».

Profitant de tous ces avantages et fuyant la rigueur d'une réglementation stricte encadrant les essais cliniques dans les pays occidentaux, de plus en plus de multinationales de l'industrie pharmaceutique délocalisent une bonne partie de leurs études cliniques (principalement les phases II et III) dans des régions émergentes, d'abord vers la Scandinavie et le Royaume-Uni puis vers l'Europe de l'Est et l'Amérique latine et maintenant vers la Chine, l'Inde et l'Afrique (Normile 2008 ; Mathis 2009 ; Drain *et al.* 2014).

3. *ESSOR DE LA DÉLOCALISATION DES ESSAIS CLINIQUES DANS LES RÉGIONS ÉMERGENTES*

Les progrès de la santé internationale nécessiteront toujours de nouvelles recherches cliniques impliquant des sujets humains. Les pays en développement constituent souvent des lieux privilégiés pour mener ces recherches (Shah 2006). La dernière décennie a été témoin d'une expansion marquée de la recherche internationale sur les soins de santé, en particulier des essais cliniques de médicaments et de vaccins, financés par des sponsors dans les pays riches et menés dans les pays en développement. Un nombre croissant d'études cliniques, qui sont traditionnellement réalisées dans les pays dits établis (Amérique du Nord, Europe de l'Ouest et Japon), sont de nos jours conduites dans les régions dites émergentes en matière de recherche clinique. Pratiquement aucun pays n'a échappé à ce phénomène, particulièrement dans les Bric (Brésil, Russie, Inde et Chine) et à moindre importance dans certains pays de l'Europe de l'Est (Roumanie, Pologne, Moldavie, Ukraine, Estonie, Lituanie, Croatie...), d'Afrique (Afrique du Sud, Malawi, Égypte, Tunisie, Ouganda...), d'Asie centrale et du Sud-est (Turquie, Kazakhstan, Iran, Bangladesh, Thaïlande, Indonésie, Singapour...) et d'Amérique centrale et du Sud (Pérou, Costa Rica, Colombie, Mexique, Argentine...) (Zwierzyna 2018). Même si les États-Unis dominent toujours le marché des essais cliniques avec environ 45 % des essais réalisés sur son sol (suivis de près par les Européens et le Japon), des pays émergents (comme l'Inde) se sont bien positionnés sur le marché des essais cliniques depuis plus d'une quinzaine d'années (voir la carte mondiale des essais cliniques enregistrés auprès de ClinicalTrials.gov).

Pas plus tard qu'en 1990, seuls 271 essais étaient menés dans des pays étrangers sur des médicaments destinés à l'usage américain. Mais depuis cette date, les essais de médicaments menés dans des pays étrangers ont augmenté de plus de 2 000 %. Une base de données en cours de compilation par les NIH (*National Institutes of Health*) a identifié 58 788 essais de ce type dans 173 pays en dehors des États-Unis depuis l'an 2000 (Barlett et Steele 2011 ; Schuster 2015). Rien qu'entre septembre 2007 et décembre 2008, pas moins de 6 492 sites (près de 5 % du total des sites hébergeant des études pré-marketing) ont été délocalisés depuis les pays établis vers les pays émergents (Lamy 2012 ; Goubet 2016). Le nombre des essais réglementés par la FDA à l'étranger a constamment augmenté chaque année au cours de la dernière décennie. En même temps, il a au contraire connu une baisse annuelle de 5,5 % aux États-Unis. En 2010, l'inspecteur général du ministère de la Santé et des Services sociaux (Daniel Levinson) a publié un rapport intitulé : « *Challenges to FDA's Ability to Monitor and Inspect Foreign Clinical Trials* », révélant qu'au moins 80 % des médicaments approuvés pour la vente aux États-Unis étaient basés sur des essais cliniques menés principalement ou entièrement dans un pays étranger. Il a constaté aussi que les vingt plus grandes sociétés pharmaceutiques basées aux États-Unis mènent désormais un tiers de leurs essais cliniques exclusivement dans des sites étrangers (Glickman *et al.* 2009 ; Levinson 2010 ; Schuster 2015).

Parmi les destinations dites émergentes en matière d'essais cliniques qui ont éclipsé toutes les autres, y compris l'Europe et les États-Unis, sont la Chine et l'Inde. Ce dernier pays a un atout majeur, particulièrement en raison de la disponibilité des cobayes humains bon marché. En 2005, le gouvernement indien a notamment assoupli son cadre législatif pour attirer les grands noms de l'industrie pharmaceutique, afin qu'ils puissent conduire leurs essais cliniques sur son territoire. La puissante association industrielle de l'Inde (les chambres de commerce et d'industrie associée) avait affirmé qu'en deux ans le pays devrait multiplier par cinq ses revenus provenant des essais cliniques (soit une valeur d'environ 1 milliard de dollars). L'Inde n'est que l'un des points chauds émergents pour les essais cliniques, une grande partie du monde en développement est une cible vulnérable à l'industrie pharmaceutique. Plus la ville peut sembler inconnue, éloignée et pauvre, plus elle semble être attrayante pour les éclaireurs avancés et les sponsors des essais cliniques de cette industrie (Carome 2014 ; Schuster 2015). Les entreprises pharmaceutiques multinationales sont allées là-bas pour trouver des personnes prêtes à subir des essais cliniques pour de nouveaux médicaments, et ainsi réussir à persuader la FDA des États-Unis (et autres agences réglementaires occidentales) de déclarer leurs médicaments sûrs et efficaces pour les populations riches du nord, Américains, Européens et Japonais (Barlett et Steele 2011).

Les progrès de la santé internationale nécessitent et nécessiteront de nouvelles recherches impliquant des sujets humains, d'où une augmentation significative du nombre des essais cliniques délocalisés des pays occidentaux (américaines et européennes) vers ceux en développement. Cependant, l'histoire a démontré que la conception et la conduite de ces essais à l'étranger sont souvent contraires à l'éthique. Des scientifiques des pays industrialisés ont été accusés d'utiliser une politique de "deux poids deux mesures" en réalisant des recherches dans des pays plus pauvres. En effet, ils auraient appliqué des procédures expérimentales qu'ils ne seraient pas autorisés à effectuer chez eux où des normes éthiques strictes protègent les participants à la recherche et aident à gagner la confiance du public. Ceci indique que les bénéfices potentiels pour les sociétés pharmaceutiques engendrés par la délocalisation de leurs essais cliniques dans les niches privilégiées ont beaucoup plus de poids que les droits de l'homme et les considérations éthiques. L'avènement de certains scandales retentissants liés à ces études le confirme clairement (Schipper 2008 ; Glickman *et al.* 2009 ; Carome 2014).

4. *ESSAIS CLINIQUES DÉLOCALISÉS* : *Gestion, monopolisation de l'information et fiabilité des données*

Il faut rappeler qu'il n'y a pas de surveillance publique obligatoire des études de médicaments menées dans des pays étrangers et il n'y a pas non plus d'enregistrement public obligatoire des résultats de ces études. De très nombreux essais menés à l'étranger (sur les enfants et sur les adultes) ne sont ni rapportés ni catalogués dans aucune base de données gouvernementale accessible au public. Aucune trace publique de leur existence ou de leurs résultats n'est disponible. C'est une aberration, car si une entreprise ayant testé un médicament expérimental qui s'est avéré mortel et a gardé les résultats secrets, une autre entreprise pourrait sans le savoir répéter la même expérience quelques années plus tard, avec les mêmes résultats. Les données des essais sont mises à la disposition du public sur une base purement volontaire. Les investigateurs engagés par les sociétés pharmaceutiques pour gérer les essais cliniques sont quasiment livrés à eux-mêmes. La FDA obtient ses informations sur les essais à l'étranger presque entièrement des entreprises elles-mêmes. Elle mène peu ou pas de recherche indépendante. En 2008, elle n'a inspecté que seulement 1,9 % des sites d'essais aux États-Unis pour s'assurer qu'ils respectaient les normes de base. À l'extérieur du pays, elle n'a visité que 45 des 6 485 sites où des essais de médicaments étrangers étaient en cours, soit moins de 0,7 %. Ainsi, la fiabilité des données des essais menés à l'étranger est presque inconnue. Surtout que les incitations économiques pour les médecins des pays pauvres à tenir compte des souhaits des compagnies pharmaceutiques sont immenses. Pour illustration ; un cadre d'une organisation de recherche sous contrat a déclaré à l'anthropologue Adriana Petryna, auteur du livre *When Experiments Travel* (Petryna 2009) que : « en Russie, un médecin gagne deux cents dollars par mois, et il va gagner cinq mille dollars par patient atteint d'Alzheimer qu'il inscrit. Même lorsque des dérives les plus flagrantes aux normes sont révélées, les sanctions sont minimes ». Alors, lorsque l'industrie pharmaceutique insiste sur le fait que ses médicaments ont été testés à l'étranger conformément aux normes de la FDA, cela peut être vrai, mais un certain doute justifié persiste. En vérité, la même situation existe aux États-Unis. Il y a seulement plus de chance (bien que pas très grande) que des résultats défavorables et des données entachées deviennent publics. L'industrie pharmaceutique écarte les inquiétudes quant à la fiabilité des essais cliniques menés dans les pays en développement, mais des dangers potentiels ont été régulièrement signalés.

Outre le suivi des essais à l'étranger (ce qu'elle ne fait pas vraiment), la FDA est chargée d'inspecter les usines de fabrication de médicaments dans d'autres pays, ce qu'elle ne fait pas vraiment non plus. Les conséquences sont de multiples accidents mortels survenus au cours des essais cliniques délocalisés à l'étranger et/ou causés par des médicaments commercialisés ayant obtenu leur approbation sur la base de données recueillies suite à ces essais. C'est le cas de l'affaire de l'héparine contaminée commercialisée par la société pharmaceutique *Baxter International* qui a provoqué de graves réactions allergiques chez les patients traités entraînant 200 décès en 2007 et 2008. C'est le cas aussi de l'antidépresseur Paxil (de la société Glaxo) qui fait partie de la classe de médicaments appelés inhibiteurs sélectifs de la recapture de la sérotonine (Zoloft, Prozac, Seroxat et Lexapro) (Krifi 2022a et b). Les essais cliniques sur le produit antidépresseur ont été menés au milieu des années 1990 aux États-Unis, Europe et Amérique du Sud. Ils ont montré que le médicament n'avait aucun effet bénéfique sur les adolescents. Certains des essais ont indiqué que le placebo était plus efficace que le médicament lui-même. Mais Glaxo a négligé de partager ces informations avec les prescripteurs et les consommateurs. Les ventes annuelles du médicament avaient atteint cinq milliards de dollars en 2003. Dans un document interne obtenu par le *Canadian Medical Association Journal* (Barbui *et al.* 2008), l'entreprise soulignait l'importance de : « gérer efficacement la diffusion de ces données afin de minimiser tout impact commercial négatif potentiel. Il serait commercialement inacceptable d'inclure une déclaration selon laquelle l'efficacité n'a pas été démontrée ». Après la publication du document, un porte-parole de Glaxo a déclaré que : « la publication tire une conclusion inappropriée et n'est pas conforme aux faits » (Whittington *et al.* 2004 ; Aursnes *et al.* 2006 ; Taylor *et al.* 2006 ; Barbui *et al.* 2008).

5. *ESSAIS CLINIQUES DÉLOCALISÉS ET INFRACTIONS AUX RÈGLES D'ÉTHIQUE*

5.1. Les essais cliniques délocalisés et besoins locaux de santé

L'amplification du phénomène de la délocalisation des essais cliniques vers le sud de la planète a soulevé diverses inquiétudes (morales, éthiques, droits de l'homme, socio-économiques, raciales, etc.) justifiées. Mener des essais cliniques dans les pays pauvres n'est pas intrinsèquement immoral, mais cela doit se faire dans le respect total des normes d'éthique, être utile à la santé publique dans ces pays et être bénéfique à leurs populations vulnérables, en particulier celles qui n'auraient pas ou peu d'accès aux services de santé. Selon la DoH : « la recherche dans les groupes vulnérables n'est justifiée que si elle répond aux besoins ou aux priorités de santé de ce groupe et si elle ne peut pas être menée dans un groupe non vulnérable. De plus, ce groupe devrait bénéficier des connaissances, des pratiques, des interventions et des produits de santé qui résultent de cette recherche » (Glickman*et al.* 2009 ; Weigmann 2015). Cependant, dans la pratique est-ce que la recherche dans les pays pauvres répond réellement aux besoins locaux de santé et les médicaments nouvellement développés seraient-ils disponibles aux populations défavorisées de ces pays ? La recherche médicale occidentale a souvent été critiquée pour avoir exporté ses risques vers les sujets humains dans les pays pauvres, ceux qui en fin de compte ne pourront pas se permettre les produits médicaux qui en résultent, qui sont souvent beaucoup trop coûteux pour les personnes de ces pays. Par exemple, l'hépatite C est en augmentation dans le monde, mais les pays en développement portent le fardeau le plus lourd avec des taux d'infection atteignant les 11 % dans certaines régions. Au cours de la dernière décennie, la recherche a permis le développement de nouveaux médicaments plus efficaces, en moins de temps et avec moins d'effets secondaires. De plus, contrairement aux schémas thérapeutiques précédents, ces médicaments entièrement oraux ne nécessitent pas d'injections régulières d'interféron, ce qui les rend idéaux pour une utilisation dans les régions éloignées. Ces médicaments commencent tout juste à arriver sur le marché et d'autres sont en préparation, mais leur coût initial les met hors de portée de la plupart des habitants des pays en développement. Il est probable que, comme dans le cas des médicaments contre le SIDA, il faudra beaucoup de temps (des années, voire des décennies, au rythme actuel des progrès) avant que ces nouveaux traitements importants ne deviennent disponibles (accessibles) pour la plupart des pays à faible revenu. Entre temps ces pathologies vont causer des milliers de victimes parmi les populations de ces pays, faute de l'impossibilité d'accéder à ces nouveaux traitements efficaces. Pour les participants aux essais cliniques, il sera donc important de les aider à combler le fossé entre la fin de l'essai et le moment où le médicament devient disponible dans leur pays. D'autre part, certaines maladies (particulièrement les pathologies tropicales et vectorielles) font des ravages dans certaines régions du Sud, mais on ne sait pas quand les nouveaux médicaments efficaces seront suffisamment bon marché pour être largement utilisés par les citoyens de ces pays. Selon l'OMS, les activités de recherche de l'industrie pharmaceutique occidentale se concentrent sur seulement cinq (diabète, infections des voies respiratoires inférieures, hépatite, VIH/SIDA et paludisme) des 47 maladies considérées comme les plus pertinentes pour les pays en développement. Le paludisme mis à part, des maladies tropicales aussi ravageuses restent largement négligées.

5.2. Essais cliniques délocalisés et infractions aux normes d'éthique

5.2.1. *Introduction*

Répondre aux besoins locaux de santé est une question clé des études cliniques, mais l'engagement éthique ne doit pas s'arrêter là. Le traitement éthique des participants aux essais, en particulier dans les pays où les protections sont inadéquates, est une préoccupation majeure (Lurie *et al.* 1994 ; Glickman*et al.* 2009). Peu importe le pays où elle est menée, la conduite de la recherche biomédicale est régie par les codes de bonne conduite qui fixent le cadre et les règles d'éthique internationaux à respecter (présentés ci-dessus). Elle doit respecter totalement les règles d'éthique les plus actualisées de la DoH et du CIOMS. Dans les pays pauvres, il ne faut pas que les populations économiquement défavorisées soient uniquement exploitées au profit des patients des pays riches et en plus en bafouant leurs droits fondamentaux. D'ailleurs, un aspect crucial des lignes directrices de la DoH et du CIOMS concerne la recherche sur les groupes vulnérables. Elles stipulent que : « si les habitants des pays en développement appartiennent à des populations gravement défavorisées sur le plan socio-économique, cela aurait un impact sur leur liberté de consentement, les rendant susceptibles à une influence indue et donc vulnérables ». Cependant, les essais cliniques se sont déplacés à l'étranger, mais le niveau de protection occidental des sujets humains n'a pratiquement pas suivi (Talati 2007). Lorsque les entreprises américaines mènent des recherches dans d'autres pays, la FDA a toujours la responsabilité de s'assurer que celles-ci respectent les normes d'éthique. Mais, il y a des doutes quant à savoir si toutes les règles d'éthique et les réglementations américaines ont été exportées vers d'autres pays, ou si elles y sont pleinement respectées (Weigmann 2015). Ainsi, dans les nouveaux eldorados des essais cliniques, plusieurs comportements et infractions ont fait qu'ils ont été parfois conduits sans le moindre respect des recommandations requises et au mépris des règles de bonne conduite et d'éthique, généralement respectées dans le pays d'origine (Lamy 2012 ; Carome 2014). D'où, la controverse dans les revues scientifiques et dans la presse grand public, ces dernières années, concernant l'expérimentation humaine, tout particulièrement celle sous-traitée et délocalisée. Des scientifiques des pays industrialisés sont accusés de prêter peu d'importance aux recommandations internationales d'éthique quand ils supervisent les recherches médicales utilisant des cobayes humains des pays pauvres. Ils ont été critiqués pour avoir utilisé des « doubles standards », en se permettant des actions et des actes qu'ils ne seraient jamais autorisés à effectuer chez eux et qui ne seraient pas éthiquement approuvables dans leur pays d'origine. Les essais contrôlés par placebo sont parmi les multiples exemples de ces doubles standards (Plomer 2005 ; Pavone 2016). Ainsi, des études qui n'auraient jamais été autorisées aux États-Unis ou en Europe ont été réalisées sur des sujets défavorisés dans le monde en développement (MacMahon *et al.* 2013).

Les débats dans les revues scientifiques et dans la presse grand public font ressortir la vérité que les participants à la recherche dans les pays pauvres n'ont pas toujours bénéficié d'une telle protection. De graves manquements aux règles d'éthique ont été identifiés dans les recherches menées par des médecins-chercheurs et publiées dans les principales revues scientifiques du monde (Beecher 1966 et 1968). Cependant, l'ampleur du problème des violations des principes d'éthique au cours des essais cliniques menés à l'étranger reste inconnue et échappe à l'attention du public. Les informations les concernant sont scellées sous le sceau de données secrètes des firmes pharmaceutiques (elles ne sont ni rapportées ni cataloguées dans aucune base de données gouvernementale accessible au public). En outre, ces opérations délocalisées des sociétés pharmaceutiques ne sont pas suffisamment contrôlées et les autorités semblaient peu disposées à s'attaquer aux essais contraires à l'éthique, même après que des médias ont attiré leur attention à ce phénomène grave. En conséquence, les essais cliniques contraires à l'éthique restent donc majoritairement inaperçus, les seuls découverts par le grand public sont ceux qui font éclater des scandales sanitaires et/ou juridiques.

Concernant les préoccupations éthiques au cours de la réalisation des essais cliniques dans les pays du Sud, l'OMS soutient que les entreprises transnationales de médicaments déménagent leurs business d'essais cliniques, donnant une nouvelle urgence à la réforme de l'enregistrement de ces essais (De Angelis *et al.* 2004 ; Eudaric 2008 ; WHO 2012 ; Lamy 2012). Une coalition mondiale d'organismes de santé et de scientifiques dirigés par la Fondation Wemos aux Pays-Bas avait mené une campagne (FairDrugs.org) pour dénoncer les compagnies pharmaceutiques pratiquant, au profit du marché occidental, des essais de nouveaux médicaments de manière non éthique sur des personnes qui vivent dans des pays défavorisés. Elle estime que cette pratique est contraire à l'éthique médicale parce que ces personnes, utilisées comme cobayes pour tester des médicaments destinés principalement au marché européen, courent un risque élevé sans qu'elles bénéficient directement des résultats de ces recherches (CIOMS 2016).

Les infractions aux règles d'éthique et de déontologie médicales les plus observées peuvent être résumées grossièrement dans les trois principaux aspects suivants :

5.2.2. *Pratiques condamnables de recrutement des volontaires*

La première critique des essais cliniques conduits à l'étranger concerne les méthodes de recrutement des cobayes humains. Ces méthodes sont considérées comme contraires à l'éthique et à la rigueur scientifique requise dans ce domaine sensible qui a une répercussion directe sur la santé des utilisateurs finaux des médicaments. En effet, certains centres d'essais cliniques dans les pays du Sud, travaillant pour le compte des sous-traitants des grands groupes pharmaceutiques, n'ont pas été toujours regardants sur le profil des patients recrutés (âge, antécédents familiaux, état de santé, délai de sevrage thérapeutique, etc.). Ils recourent parfois illégalement aux rabatteurs qui recrutent des volontaires parmi les plus démunis des bidonvilles. Par exemple, une ville comme Ahmedabad, située dans l'état du Gujarat (en Inde), s'est ainsi transformée en « ville cobaye ». Il est possible aussi qu'un patient puisse être inclus dans plusieurs essais cliniques en même temps, ce qui peut biaiser les conclusions de l'étude menée, et finalement pourrait être préjudiciable pour la santé des futurs patients traités. Cette situation peut aussi être préjudiciable à l'industrie pharmaceutique elle-même, qui est parfois contrainte de procéder à un retrait post-commercialisation de certains produits en raison d'une mauvaise conduite des essais cliniques. C'est le cas des 700 génériques produits en Inde qui ont été retirés du marché français au cours de l'été 2015, parce qu'un examen qui assure le suivi médical des patients volontaires n'avait pas été réalisé correctement.

5.2.3. *Absence ou mésinformation des volontaires et omission du consentement éclairé*

La deuxième critique aux essais cliniques réalisés dans les pays du Sud est que les patients sont parfois inclus dans ces essais sans qu'ils soient informés ou mis au courant de leur participation. On leur indique simplement qu'ils vont bénéficier d'un nouveau médicament et qu'ils seront pris en charge à 100 %. Les réalisateurs de ces études omettent souvent de faire signer le document de consentement éclairé par les patients, qui est pourtant une procédure obligatoire. Parfois, on fait signer un papier par des mineurs ou par des personnes illettrées, dont ils ne connaissent même pas le contenu. Un rapport de recherche indien publié en 2009 avait mis la lumière sur le mépris de plusieurs sociétés pharmaceutiques pour les règles d'éthique, à l'exemple de la façon dont une firme pharmaceutique britannique avait testé un médicament contre le cancer du sein chez des femmes gravement malades en Inde. Suite à l'examen de certains dossiers, le centre indien d'études en éthique et droits a constaté que les réalisateurs d'essais ont exploité le fait que la plupart des Indiens ne peuvent pas accéder à des soins abordables de bonne qualité. Ils ont été alors contraints d'accepter des offres qui pourraient leur fournir un traitement gratuit et de meilleure qualité.

D'autre part, le consentement éclairé n'a de sens que si le patient est éduqué et très bien informé sur le plan médical, mais la plupart des personnes malades ne sont pas en mesure de discuter avec leurs médecins. Ils sont contraints par la maladie, par la douleur, par la peur de la mort et souvent par l'ignorance. En effet, dans la plupart des cas d'expériences examinés, le consentement éclairé s'est avéré être une tromperie déloyale, étant donné que les patients n'ont pas compris ce à quoi ils consentaient. Ainsi, dans la pratique réelle (et non dans la pratique théorique) le concept de consentement éclairé a conduit à la pratique trompeuse que Bradford H. Gray appelle : « l'Ingénierie du consentement » dans son livre « *Human Subjects in Medical Experimentations* » (Bradford 1975). Son étude révèle sans surprise que le consentement éclairé est souvent un mirage. Des personnes effrayées, trop souffrantes et trop confuses pour résister à la demande d'un médecin sont alors contraintes de signer n'importe quel document sans chercher à connaître son contenu et encore moins de comprendre la signification de ses termes. Lors d'une conférence sur « Les médecins nazis et le code de Nuremberg » à l'université de Boston en 1989, le Dr Arthur Caplan a déclaré que le principe du consentement éclairé, qui est la pierre angulaire de la protection des droits de l'homme dans un contexte médical, est maintenant tellement érodé qu'il s'est transformé en « protection du chercheur » et en licence d'expérimentation.

En plus, le consentement éclairé ne répond pas aux pratiques médicales les plus courantes sur l'être humain, où la zone entre thérapie et expérimentation est floue et où il est difficile de porter un jugement sur un acte médical. Un article publié en novembre 1996 par Gina Kolata dans New York Times (Kolata 1996) a démontré l'omniprésence du problème. La FDA a donné l'autorisation de lever l'exigence de consentement éclairé pour les patients qui ont été amenés dans un hôpital, souffrant d'une blessure à la tête qui les a rendus inconscients et qui n'ont pas d'identification. Qui doit donner le consentement dans ce cas ? Bien que cette mesure marque une grave entorse au Code de Nuremberg, elle a suscité peu de réactions publiques. Bien entendu, l'argument en faveur de la levée de cette interdiction est la nécessité de traiter, même expérimentalement, un patient qui ne peut parler pour lui-même. Mais combien de personnes errent-elles sans aucune pièce d'identité ? La population des « non identifiables » est immédiatement identifiable : les sans-abris et probablement les clandestins.

5.2.4. *Les patients malades : cobayes des essais cliniques à leur insu*

Les sujets (volontaires ou à leur insu) utilisés dans les études cliniques sont parfois les patients eux-mêmes des médecins hospitaliers traitants, engagés et grassement payés par les compagnies pharmaceutiques. D'autre part, vu qu'un nombre croissant d'hôpitaux sont maintenant détenus par des compagnies pharmaceutiques, on s'attend à ce que cette situation empire dans l'avenir, ce qui signifie que la sécurité des patients dans ces hôpitaux sera de plus en plus compromise. Pour illustration de ce phénomène, on peut citer l'affaire Trovan au Nigeria et celle de l'hôpital de Bhopal suite à la catastrophe de l'*Union Carbide* (Krifi 2022a).

Concernant l'affaire Trovan, bien qu'il y ait eu des doutes quant à son efficacité et son innocuité, la firme pharmaceutique Pfizer a testé en 1996 un antibiotique expérimental (le Trovan) sur des enfants nigérians atteints de méningite bactérienne, à l'insu de leurs parents (sans consentement éclairé). Les patients et leurs familles ne savaient pas que dans un camp médical voisin, les médecins sans frontières fournissaient gratuitement des antibiotiques légalement approuvés, dont l'efficacité a été préalablement prouvée. Il a été découvert plus tard que Trovan entraînait un risque élevé d'insuffisance hépatique aiguë. L'expérience de Pfizer a causé la mort de onze enfants et a handicapé des dizaines d'autres (Lenzer 2006 ; Washington 2007). L'affaire a été portée devant la justice, ce qui a mené après des années de procédures à indemniser quelques victimes. Cette affaire illustre les dangers d'un manque de contrôle gouvernemental efficace des interventions et des pratiques des firmes pharmaceutiques occidentales qui pourraient réaliser leurs sales business sous couvert d'action humanitaire. Ainsi, dans les pays où la protection est inadéquate, le traitement éthique des participants aux essais cliniques reste une préoccupation majeure (Krifi 2022a).

Concernant l'affaire de l'hôpital de Bhopal, un accident tragique est survenu en 1984 dans l'usine d'une filiale de la firme américaine *Union Carbide* (produisant des pesticides) située dans la ville Bhopal au centre de l'Inde. Cette catastrophe a entraîné l'émission dans l'atmosphère de grandes quantités d'un gaz toxique (l'isocyanate de méthyle) causant un grand nombre de décès et de victimes. L'hôpital mémorial et le centre de recherche de Bhopal ont été construits en 2 000 avec des fonds provenant des parts de l'*Union Carbide* (confisqués dans le cadre de l'affaire pénale sur la fuite de gaz). La mission de ces deux institutions était d'aider les victimes survivantes de la tragédie en leurs fournissant des soins spécialisés et pour mener des recherches sur les effets à long terme du méthyl-isocyanate, le gaz toxique libéré suite à l'accident. Cependant, ces deux institutions sont devenues une plaque tournante des essais cliniques ; particulièrement sur les victimes hospitalisées qui ont été utilisées sans qu'elles soient clairement informées de leur participation ni indemnisées. La bonne pratique clinique exige que les investigateurs obtiennent préalablement un consentement éclairé des patients recrutés. Cela n'a pas été le cas pour ces victimes hospitalisées, sous traitement prolongé. Elles ont été utilisées à leur insu en tant que cobayes humains dans des essais cliniques non autorisés pour le compte de certaines firmes pharmaceutiques. « Je viens juste d'apprendre que mon père, malgré sa souffrance, a été soumis à son insu à des essais cliniques dans l'hôpital où il était traité » a ainsi protesté Ajay Shrivastav, le fils de cette victime. « Mon père était trop malade pour parler à qui que ce soit. Ce sont des monstres sous blouses blanches, ils n'ont même pas eu pitié de la gravité de son état de santé ; au contraire, ils en ont profité pour l'enrôler comme cobaye dans l'essai clinique afin de tester des produits toxiques des sociétés pharmaceutiques mondiales (Astra Zeneca, dans ce cas) ; pour qui, la vie d'un indien ne coûte pas plus cher qu'un cachet de médicament, et grâce à leurs monstrueuses fortunes, elles peuvent se permettre tous les abus et mettre tous les pourris du corps médical et des autorités à leurs services... Je suis choqué et vraiment en colère pour mon père, qui n'est pas seul dans cette situation. Des cas comme lui se comptent par centaines. Nous allons tous nous organiser pour mener une action légale contre de tels essais cliniques non autorisés et nous allons nous battre pour obtenir justice et défendre l'humanité des nôtres », ajoute-t-il (Krifi 2022a).

Les militants indiens de la santé à Bhopal ont recueilli des preuves que l'hôpital mémorial et le centre de recherche ont mené des essais cliniques sur les victimes de gaz sans les informer ni s'enquérir de leur consentement. Un porte-parole de l'entreprise avait admis que des essais cliniques avaient effectivement eu lieu sans le consentement des patients. Les documents officiels de l'enquête montrent que le directeur de l'hôpital avait admis au contrôleur général des médicaments de l'Inde l'existence d'essais cliniques. Il avait aussi indiqué qu'ils ont été effectués sur 215 victimes de gaz. Six essais ont été effectués clandestinement à l'hôpital mémorial et le centre de recherche, alors que les militants indiens pour la santé à Bhopal disent qu'il y en avait plus que six : « nous sommes sûrs, disent-ils, qu'au moins dix essais de médicaments ont été effectués, en témoignent les relevés de compte recueillis auprès de certains volontaires qui montrent clairement qu'ils avaient reçu de l'argent pour dix essais différents ». Les documents officiels indiquent clairement aussi que 80 % des personnes soumises à des essais cliniques ont été des victimes hospitalisées suite à la catastrophe de 1984 ; et que presque toutes les personnes mortes au cours de ces essais étaient parmi ces victimes. Ils montrent aussi les détails des décès dans trois des essais cliniques effectués clandestinement sur les médicaments suivants : Fondaparinux (cardiologie), Tigicycline (infectiologie) et Televancin (anesthésiologie). Le rédacteur en chef de l'indice mensuel de spécialités médicales basé à New Delhi, avait déclaré que : « au lieu de se concentrer sur les problèmes de santé liés aux produits chimiques toxiques libérés suite à l'accident, l'hôpital mémorial et le centre de recherche de Bhopal sont devenus un point actif pour la réalisation d'essais cliniques non autorisés sur des médicaments non testés, principalement dans l'objectif d'aider les entreprises pharmaceutiques » (Krifi 2022a).

5.3. Conséquences et réactions des pays concernés

Un sérieux doute pèse sur la fiabilité et la pertinence des résultats des essais cliniques délocalisés. De nombreux spécialistes ont remis en question leur validité et estimaient que les médicaments issus d'essais étrangers pourraient ne pas être pertinents pour le traitement des patients. Les raisons avancées sont les suivantes :

- Les infractions aux normes d'éthique lors de réalisation de ces essais,

- l'ignorance souvent par la FDA de la plupart des études étrangères en cours et sa réception d'informations incomplètes sur le lieu et l'inscription (De Angelis *et al.* 2004 ; Yang 2018),
- l'absence presque totale de suivi de ces essais par les agences réglementaires (FDA, Agence Européenne des Médicaments, etc.),
- la gestion approximative de ces études par l'industrie pharmaceutique en raison d'un souci permanent d'une maîtrise de leurs coûts financiers pour plus de profits et de rentabilité,
- le monopole exclusif exercé par les firmes pharmaceutiques sur les données et les informations les concernant,
- l'incohérence de ces données et leur soumission et présentation dans des formats souvent non standards,
- la différence dans les profils génétiques et les origines culturelles des patients sur lesquels ont été effectuées ces études cliniques par rapport à la population occidentale. Au vu de ces conditions industrielles dans lesquelles pataugent de nos jours les essais cliniques, il est légitime de se poser la question suivante : lorsque des humains risquent leur vie dans un essai clinique, en recevant des composés que les plus grandes sociétés pharmaceutiques du monde espèrent transformer en médicaments les plus vendus, aident-ils la science ou les Big Pharma ? Ainsi, il n'est pas étonnant et il n'est pas rare de voir survenir des accidents mortels et éclater des scandales causés par cette situation et surtout par les infractions aux règles d'éthique lors de la réalisation des essais cliniques à l'étranger (Harkness *et al.* 2001 ; Barlett et Steele 2011 ; Schuster 2015 ; Goubet 2016). Des exemples d'illustration d'accidents mortels, aussi bien dans les pays dits établis que dans ceux dits émergents, seront exposés ci-dessous (Chapitre 3 de cette partie).

En réponse à cette situation, certains pays dits émergents, tels que l'Inde et le Chili, ont introduit des amendements réglementaires stricts pour protéger leurs citoyens participants aux essais cliniques. Cependant, la réaction dominante des firmes pharmaceutiques multinationales était négative. Elles considèrent souvent la recherche internationale comme un moyen important d'améliorer les infrastructures, de former du personnel et de renforcer l'activité économique dans ces pays. Donc, les règlements stricts de protection ont conduit les sponsors à mener leurs essais cliniques ailleurs, privant ces pays des bénéfices potentiels engendrés par l'accueil de ces études. Par exemple, en 2012, l'Inde a exigé que les sponsors fournissent des soins cliniques gratuits aux participants blessés au cours d'un essai, que la blessure soit ou non liée à la recherche effectuée (Talati 2007 ; Sugarman *et al.* 2013). De même, en 2015, le Chili a introduit des changements remarquablement rigoureux dans ses textes de loi sur la recherche clinique concernant l'indemnisation des blessures liées à la recherche et l'accès post-essai à des traitements (Aguilera *et al.* 2020). Dans d'autres pays d'Amérique latine, les réglementations sont plus strictes que les directives internationales, ce qui indique une tendance vers une plus grande protection des participants à la recherche (Saenz *et al.* 2014). En conséquence de l'introduction de ces nouvelles directives de protection, les pays concernés ont vu les enregistrements d'essais cliniques délocalisés fortement chuter (Shukla 2013 ; Porter 2018). La plus forte baisse s'est produite dans les essais cliniques de phases III/IV, pour lesquels les nouvelles protections réglementaires sont les plus pertinentes (Aguilera *et al.* 2020). Ces phases peuvent impliquer un grand nombre de participants, ce qui augmente la probabilité que les sponsors doivent compenser les blessures potentielles. Les médicaments à l'étude sont également plus susceptibles de s'avérer bénéfiques dans les phases ultérieures de l'essai, ce qui déclenche des exigences d'accès aux bénéfices de ces produits à la fin de l'essai. La perspective accrue de coûts supplémentaires substantiels aurait pu conduire les promoteurs à interrompre les essais ou à les déplacer vers des pays où les protections réglementaires sont encore moins strictes. Ainsi, pour les pays pauvres et émergents, le défi éthique est de trouver un compromis et un équilibre entre la protection appropriée de leurs citoyens participant à une recherche clinique et les bénéfices sociétaux générés qu'ils pourraient en tirer (Schuster 2015 ; Porter 2018). De toute façon, le déplacement de la répartition mondiale des essais cliniques vers les pays à revenu faible et intermédiaire nécessite des réglementations adéquates assurant des avantages équitables pour toutes les parties. Elles doivent permettre de protéger aussi bien les participants à ces recherches (essentiellement les enfants et les personnes vulnérables) que la recherche elle-même contre le discrédit que des actions non éthiques peuvent lui causer.

CHAPITRE 3

ESSAIS CLINIQUES

Événements indésirables graves

1. *INTRODUCTION*

Notre espoir de progrès médical dépend de plus en plus de la participation des volontaires (des pays riches et moins fortunés) à la recherche clinique. Aucun nombre d'expérimentations sur des animaux de laboratoire ne montrera de manière fiable comment un produit chimique affectera les gens. Aidés par des essais sur l'homme, les fabricants de médicaments ont développé de nouveaux produits thérapeutiques, des antibiotiques capables de guérir des infections potentiellement mortelles et des vaccins capables de les prévenir ainsi que des traitements révolutionnaires pour des maladies comme le cancer, le SIDA et autres. La pression à laquelle sont confrontées les sociétés pharmaceutiques pour développer de nouveaux médicaments s'est intensifiée au cours des vingt dernières années. Face à l'expiration des brevets de leurs médicaments les plus vendus, ces sociétés se sont lancées dans une course effrénée pour trouver de nouvelles sources de profits. Lorsque le brevet du médicament vedette d'une entreprise expire, un monopole lucratif disparaît. Ces médicaments perdent généralement 85 % de leur part de marché dans l'année suivant l'expiration du brevet, selon *CenterWatch*, un compilateur de données d'essais cliniques basé à Boston (Evans *et al.* 2005). Ainsi, la quête d'innovation et le désir d'occuper la part la plus importante du marché mondial des produits thérapeutiques entraînent une recherche sans précédent de sujets humains pour effectuer des études cliniques sur différents types de produits pharmaceutiques (médicaments, vaccins, dispositifs médicaux, etc.). Les plus grands fabricants de médicaments au monde dépensent annuellement 14 milliards de dollars pour tester des substances expérimentales sur des humains, dans l'objectif de développer et de commercialiser de nouveaux médicaments. Cependant, les réussites médicales acquises ne doivent pas masquer une industrie d'essais cliniques de médicaments mal réglementée, criblée de conflits d'intérêts et elle est parfois la cause d'accidents graves, mortels ou handicapants. Théoriquement, un certain nombre de textes récents encadrent et régulent les essais cliniques, mais les dérives sont fréquentes et les infractions sont multiples de la part de tout le monde, y compris des volontaires eux-mêmes. En conséquence, un nombre annuel non négligeable de personnes participantes (consenties ou non) à des études cliniques se sont trouvées gravement malades ou handicapées et certaines y ont même laissé leur vie. Ces préjudices peuvent aller de dommages relativement mineurs à des blessures physiques et/ou psychologiques graves (lésions organiques ou incapacité physique temporaire) et même catastrophiques (invalidité physique ou mentale permanente) et parfois le décès. Les souffrances (émotionnelles, sociales ou économiques) des victimes peuvent nécessiter uniquement des soins aigus ou d'urgence, ou des soins médicaux et une prise en charge à long terme (Ghooi 2013 ; Munshi et Thatte 2013). Ces événements indésirables graves (EIG) et les préjudices qui leur sont associés (qui sont parfois inévitables) doivent obligatoirement être signalés publiquement et sans ambiguïté.

Parmi les principales causes généralement incriminées dans la survenue des EIG, d'accidents, blessures ou décès au cours des essais cliniques réglementaires on peut citer :

- Les risques intrinsèques au produit testé et son échec à fournir l'effet thérapeutique prévu,
- la dépendance financière directe des principaux artisans des essais cliniques (CRO et comité d'éthique, IRB) de l'industrie pharmaceutique,
- la baisse ou l'absence de la vigilance des régulateurs qui les surveillent,
- les violations des normes d'éthique,
- les manquements concernant la conception et la conduite des essais (violation du protocole approuvé, faute scientifique ou négligence de la part du promoteur ou de l'investigateur, utilisation d'un placebo, etc.),
- la corruption et les conflits d'intérêts
- la réalisation des essais cliniques dans les pays pauvres du Sud.

L'incidence des EIG enregistrés au cours des essais est positivement corrélée avec leur délocalisation.

Les propres dossiers de la FDA décrivent un système de réglementation si poreux qu'il a permis à des cliniciens voyous (dont certains ont de fausses références) de continuer à effectuer des essais chez l'homme pendant des années, parfois des décennies. La mondialisation de ces essais et leur transformation en une véritable industrie n'ont fait qu'accentuer ce phénomène. L'aperçu, présenté ci-dessous, est limité aux accidents causés par les essais cliniques impliquant des médicaments. Le terme médicament désigne les produits sur ordonnance ou en vente libre, qu'il s'agisse de produits curatifs (médicaments), préventifs (vaccins) ou biotechnologiques destinés à la prévention, à la prophylaxie ou au traitement d'une maladie ou d'un état pathologique, et éventuellement à une utilisation dans le diagnostic. Les controverses et les EIG concernant les essais sur d'autres produits pharmaceutiques (dérivés sanguins cellulaires ou moléculaires et autres échantillons biologiques, stents et autres dispositifs médicaux implantables, etc.) sont exclues. Pour chaque accident et EIG rapporté, des sources d'information sélectionnées sont fournies.

2. *ÉVALUATION DE L'INNOCUITÉ D'UN PRODUIT THÉRAPEUTIQUE ET RISQUES D'EIG*

Les essais cliniques doivent être conçus, planifiés et réalisés pour fournir des preuves solides que le futur médicament est à la fois sûr et efficace. Les patients et les prescripteurs peuvent alors être rassurés que les produits thérapeutiques approuvés et commercialisés sont efficaces et que leurs bénéfices l'emportent largement sur leurs risques. Les données sur l'innocuité doivent être recueillies dans tous les essais cliniques. En termes simples, c'est la phase I de ces essais qui sert à déterminer les caractéristiques pharmacocinétiques et pharmacodynamiques du produit testé, à comparer les modes d'administration et à évaluer son degré d'innocuité, avec la détection des effets indésirables potentiels en fonction de la dose utilisée. Malgré la linéarité implicite des phases de développement du médicament, des études de l'innocuité sont menées tout au long du processus de son développement, voire se poursuivent après son approbation par une agence réglementaire (C'est la pharmacovigilance), pour fournir des données supplémentaires sur le profil de sécurité des médicaments commercialisés (Derendorf *et al.* 2000). Au cours de la phase I d'un essai clinique, on évalue l'effet dose du médicament testé (un médicament en doses uniques ou multiples), ses effets délétères potentiels (cardiaques, hépatiques, rénaux, neurologiques, etc.), ses interactions possibles avec d'autres médicaments (généralement commercialisés) et les effets des aliments sur son activité thérapeutique. De plus, certains essais de la phase I sont des études de bioéquivalence conçues pour prouver que les médicaments génériques sont métabolisés, absorbés et excrétés de la même manière que les médicaments princeps (Hayden 2007) et/ou que leur métabolisation ne varie pasen fonction de la diversité raciale et ethnique des patients (Kelly et Nichter 2012). En quelque sorte, la phase I est conçue pour produire des effets indésirables chez au moins certains des volontaires sains participants à chaque étude (Corrigan 2002). Les données sur l'innocuité, parfois appelées « données sur la toxicité », sont souvent déterminées en utilisant uniquement l'ensemble des données sur les événements indésirables.

Les participants à la phase I des essais cliniques (généralement des volontaires sains) subissent l'inconfort causé par des procédures courantes (prélèvements répétés d'échantillons biologiques : sang, urine, salive et autres) ou spécifiques (bronchoscopie, ponction lombaire, etc.) liées à l'essai ; ce qui amène certains participants à qualifier cette phase de l'essai « d'économie de la torture douce » (Abadie 2010). Aussi, les essais durent-ils dans le temps et se produisent généralement dans une installation de « confinement » où les volontaires doivent rester pendant une partie ou durant toute la durée de l'étude (de quelques jours à quelques semaines) et être soumis à des horaires alimentaires stricts et à d'autres interdictions de substances et de produits (Fisher 2015a). D'autre part, certains risques sont inévitablement associés aux essais cliniques et sont différents en termes de type, degré, ampleur et probabilité. L'une des fonctions des comités d'éthique de la recherche est de s'assurer que les risques potentiels sont appropriés et justifiés par les avantages attendus du produit testé. Mais, ces comités évitent souvent soigneusement de créer trop d'obstacles à l'entreprise de recherche (Fisher 2013). En effet, étant sains et en bonne santé, les volontaires participant à la phase I des essais cliniques ne tirent aucun avantage médical direct de leur participation. Au contraire, selon le type de médicament testé, le protocole suivi et la dose administrée, les participants pourraient souffrir d'un ou de plusieurs événements indésirables, modérés ou graves. Bien que le pourcentage global ait été estimé comme étant très faible, il ne fait plus aucun doute que des personnes sont décédées, ou ont été gravement blessées suite à leur participation à des essais cliniques (Steinbrook 2002 ; Honey 2006 ; Walker *et al.* 2018 ; Yao *et al.* 2021). Des exemples de ces accidents tragiques seront présentés plus loin dans ce livre.

3. *EIG : Présentation, terminologie et classification*

Les événements indésirables qui surviennent au cours des essais cliniques pourraient être modérés (EI) ou graves (EIG ou SAE : *Serious Adverse Events*). D'après le formulaire standard du conseil des Organisations Internationales des Sciences Médicales (CIOMS 2005), la directive E2A de la Conférence Internationale sur l'Harmonisation (ICH 1994) et les Critères Communs de Terminologie pour les Événements Indésirables (*Common Terminology Criteria for Adverse Events*: CTCAE 2017), les deux groupes d'EI sont définis comme suit :

Un EI est défini comme étant tout signe défavorable et non intentionnel (symptôme, maladie, changement dans le résultat d'un paramètre biologique, etc.) temporairement associé à une intervention expérimentale (traitement, essai clinique, procédure médicale). Peu importe que cet événement soit considéré comme lié ou non à cette intervention. Autrement dit, c'est tout événement médical fâcheux chez un patient ou un sujet d'investigation clinique ayant reçu un produit pharmaceutique et qui ne doit pas nécessairement avoir un lien de causalité avec ce traitement. Par exemple : maux de tête, diarrhée, fièvre, constipation, étourdissements, vertiges, nausées, vomissements, réactions cutanées, hallucinations et autres symptômes de cette nature.

Un événement indésirable est considéré comme grave (EIG) si de l'avis de l'investigateur ou du promoteur et à n'importe quelle dose, il entraîne l'un des effets suivants :

a) il provoque le décès (la mort du participant),

b) il menace le pronostic vital (le patient présente un risque substantiel de mourir à cause de l'événement),

c) il cause une hospitalisation ou une prolongation d'une hospitalisation existante,
d) il entraîne une invalidité/incapacité persistante ou significative (c'est-à-dire qu'il induit une perturbation de la capacité d'une personne à mener à bien les fonctions normales de la vie ; en causant un changement important, persistant ou permanent ; une altération, une détérioration ou une perturbation de la fonction/structure corporelle, des activités physiques et/ou de la qualité de vie de la personne),
e) il provoque une anomalie/malformation congénitale,
f) il est médicalement significatif. D'autres événements médicaux importants peuvent être considérés comme graves lorsque, sur la base d'un jugement médical approprié, ils pourraient mettre en danger l'individu et/ou peuvent nécessiter une intervention médicale ou chirurgicale pour empêcher l'événement de répondre à un des critères d'un EIG (CTCAE 2017 ; Yao *et al.* 2021 ; FDA 2022). Les EIG les plus couramment observés comprennent les réactions allergiques, l'anémie, la dépression, les problèmes de foie, l'insuffisance rénale, les convulsions, les arythmies graves, des neuropathies, etc. (Lutfullin *et al.* 2005 ; Kumangai *et al.* 2006 ; Sibille *et al.* 2006).

Dans la base de données de ClinicalTrials.gov, les EI sont définis comme étant des « changements défavorables dans l'état de santé…, qui surviennent chez les sujets participants pendant l'essai clinique ou dans une période spécifiée suivant l'essai » et les EIG incluent « ceux entraînant la mort ». De nos jours, les effets indésirables liés aux essais cliniques sont classés en cinq grades comme suit :
- Grade 1 : il concerne les EI asymptomatiques ou avec des symptômes légers,
- Grade 2 : il regroupe les effets indésirables modérés, nécessitant une intervention minime, locale ou non invasive,
Grade 3 : il concerne les effets indésirables sévères ou médicalement significatifs, mais qui ne sont pas immédiatement mortels, ni invalidants, ni limitant les activités d'auto-soins de la vie quotidienne et ne nécessitent pas une hospitalisation ou une prolongation de l'hospitalisation,
- Grade 4 : il regroupe les effets indésirables menaçant le pronostic vital et nécessitant une intervention urgente,

- Grade 5 : il contient les effets indésirables entraînant le décès (James *et al.* 2020).

Pour les essais cliniques menés sur des vaccins chez des volontaires adultes et adolescents en bonne santé, les EIG sont classés en quatre grades de un à quatre qui correspondent, respectivement, à des EI bénins, modérés, sévères et potentiellement mortels (Yasinskaya 2012).

Si un événement est jugé répondre aux critères de « gravité », une évaluation plus approfondie est nécessaire pour déterminer la causalité et la prévisibilité. Selon les informations de référence actuelles sur l'innocuité, la causalité divise les EIG en : EIG liés (SAR : *Suspected Adverse Reactions*) et non liés (*unrelated* SAE : *uSAE*) au traitement d'essai. Alors que la prévisibilité divise le sous-ensemble de SAR en EIG attendus et en EIG suspectés inattendus (SUSAR : *Serious Unexpected Suspected Adverse Reaction*), liés au traitement de l'essai mais non attendus (Trotti*et al.* 2007 ; NIH 2010 ; James *et al.* 2020). Dans le cadre des exigences réglementaires pour un essai clinique d'un médicament expérimental, les EIG doivent être collectés au fur et à mesure qu'ils surviennent tout au long de la période de l'essai, enregistrés et documentés. Après un délai prédéfini, seuls les SAR et les SUSAR continuent d'être signalés (Hazell et Shakir 2006 ; Allen *et al.* 2018). Les SUSAR mortels ou potentiellement mortels doivent être signalés à la FDA au plus tard sept jours de leur survenu et les autres SUSAR doivent être signalés à la FDA au plus tard 15 jours.

4. *NOTIFICATION ET CONTROVERSES CONCERNANT LES EIG CAUSÉS PAR LES ESSAIS CLINIQUES*

La notification de l'apparition et de l'évolution des EI, en particulier les EIG, est particulièrement cruciale pour réduire ou éviter la toxicité des schémas thérapeutiques dans la pratique clinique réelle, améliorer la qualité de vie des patients et diminuer leur fardeau psychologique et économique (Yao *et al.* 2021). Les lignes directrices indiquent que les essais cliniques doivent signaler les EI et les EIG de manière cohérente (Wallace *et al.* 2016). Les deux types d'EI doivent être signalés au promoteur, que ce soit verbalement ou par écrit, dans les 24 heures suivant leur connaissance par l'équipe du site de l'investigation. Un rapport complet doit suivre avec les détails et les résultats de l'événement indésirable. Ces EI doivent être enregistrés (catégorisés et classés) à la fois dans les données sources (généralement des notes médicales) et dans les formulaires des cas rapportés (CRF : *Case Report Forms*) ou dans le registre des EI. Le protocole de l'essai doit stipuler les exigences nécessaires pour la notification. Les réglementations de la FDA exigent que les promoteurs de nouveaux médicaments expérimentaux doivent signaler rapidement les événements graves inattendus (les SUSAR). Elles précisent aussi que : « le sponsor doit rapporter une analyse globale des événements spécifiques observés dans un essai clinique qui indiquent que ces événements se produisent plus fréquemment dans le groupe de traitement médicamenteux que dans un groupe témoin », suggérant que ces événements spécifiques peuvent être causés par le médicament (FDA 2010 ; Sherman *et al.* 2011 ; FDA 2012). Une fois l'essai terminé, les résultats doivent être enregistrés dans des bases de données telles que ClinicalTrials.gov, qui fournissent des informations publiques en ligne. La communication des résultats dans ClinicalTrials.gov est mandatée par la loi américaine sur les amendements de la FDA. Cette loi exige la communication des résultats sommaires de certaines études dans l'année suivant la fin de la collecte des données pour le critère de jugement principal prédéfini (Tse *et al.* 2009 ; Zarin *et al.* 2011). Il s'agit d'études interventionnelles de phases II-IV sur des médicaments, des produits biologiques et des dispositifs médicaux approuvés par la FDA, avec au moins un site américain en cours après 2007. Sur la base de cette loi, la banque de données des résultats du registre ClinicalTrials.gov doit inclure « un tableau des EIG anticipés et imprévus regroupés par système d'organes avec le nombre et la fréquence dans chaque ramification de l'essai ».

Actuellement, l'exigence de notification sur ClinicalTrials.gov concerne seulement les EIG causant des décès. Cette notification nécessite un jugement sur la possibilité d'une association causale. Cependant, l'évaluation de la causalité pour un événement non spécifique, tel qu'un décès, peut être un défi (Cato 1987 ; ClinicalTrials.gov 2012). La publication des essais cliniques dans des journaux à comité de lecture est guidée par les Standards

Consolidés des Rapports des Essais Cliniques (CONSORT : *Consolidated Standards of Reporting Trials*) (Schulz *et al.* 2010 ; Earley *et al.* 2013). La principale directive CONSORT en matière de notification ne précise pas la nécessité de déclarer tous les décès. Cependant, l'extension pour la notification des EI stipule que : « Les auteurs doivent toujours signaler les décès dans chaque groupe d'étude au cours d'un essai, que le décès soit ou non un critère d'évaluation et que l'attribution à une cause spécifique soit possible » (Ioannidis *et al.* 2004). En plus du défi posé par la détermination documentée des causes des décès dans les rapports des essais cliniques, d'importantes discordances concernant la manière de leur déclaration dans les dossiers de ClinicalTrials.gov, leur nombre et leurs causes suscitent beaucoup de critiques. En effet, des études ont mis en évidence une absence de cohérence et de clarté dans le nombre de décès déclaré dans les essais cliniques (Earley *et al.* 2013). Les auteurs disent que le nombre total de décès par phase n'a pas toujours pu être déterminé sans ambiguïté dans les enregistrements de résultats de ClinicalTrials.gov ou dans la publication scientifique correspondante. Non seulement 25 % des enregistrements de résultats de ClinicalTrials.gov ont fourni un certain nombre de décès, mais en plus il y a une grande variation et un chevauchement dans les rapports. Le nombre de décès était discordant, mettant en évidence un manque de cohérence et d'exhaustivité. En plus, il n'y avait pas de modèles clairs pour expliquer les écarts. La découverte d'un nombre brut de décès légèrement plus élevé dans les publications scientifiques que dans la base de données de ClinicalTrial.gov suggère que les enregistrements de cette base ne sont pas complets (Earley *et al.* 2013). Ainsi, la notification aléatoire des décès dans les essais cliniques indique qu'ils ne sont pas tous considérés comme un EIG lié au produit testé.

Une importante revue bibliographique récente a mis en évidence que les méthodes de collecte et d'analyse des données concernant les EI dans les essais cliniques étaient très hétérogènes, que leur déclaration et leur notification sont faibles et incohérentes et que les formulaires de rapport de cas (les CRF) en tant que source de données sur l'innocuité sont sous-utilisés (Hazell et Shakir 2006 ; Péron *et al.* 2013 ; Sivendran *et al.* 2014 ; Phillips *et al.* 2019 ; Yao *et al.* 2021). De plus, il y avait un écart considérable entre les données finales publiées sur les EI et la base de données des promoteurs (Scharf et Colevas 2006). Les auteurs disent que le signalement des EIG a été influencé par de nombreux facteurs sociaux, tels que la politique régionale, la précision et la sensibilisation des enquêteurs, l'objectif du sponsor et autres (Yao *et al.* 2021). Les manquements constatés dans la notification des EIG et des décès, parmi le flux des participants, dans les registres des essais cliniques, ainsi que dans leur report dans les publications médicales, exigent la mise en place d'une procédure adéquate sans ambiguïté et un format unifié concernant le rapport des résultats des essais cliniques. Cette standardisation de la notification est l'un des gages pour fournir toutes les informations nécessaires, permettant de tirer une conclusion juste et une adéquate prise de décision conséquente (Ioannidis *et al.* 2004 ; Schulz *et al.* 2010) surtout que les cliniciens et les décideurs s'appuient sur les résultats des essais et les informations rapportés dans les dossiers de ClinicalTrials.gov et dans les publications de revues. Un rapport complet concernant tous les événements indésirables (graves ou non) observés et les décès enregistrés permet une évaluation des risques et des bénéfices associés aux traitements futurs par le produit thérapeutique testé. L'évaluation de la sécurité des patients repose sur la capture de signaux, même lorsqu'ils sont minimes et/ou ne sont pas spécifiques. De petites différences dans la déclaration des EIG et du nombre de décès peuvent biaiser les résultats et fausser l'estimation du rapport bénéfices/risques d'une étude, particulièrement concernant la sécurité (innocuité) et l'efficacité thérapeutique du produit. Aussi, d'un point de vue éthique, il est souhaitable que les essais vérifient et rapportent tous les décès, qu'ils soient liés ou non à la conduite de l'étude (Drazen 2005 ; Nissen et Wolski 2010 ; krifi 2022a).

5. *INCIDENCE DES EIG CAUSÉS PAR LES ESSAIS CLINIQUES RÉGLEMENTAIRES*

Les critiques concernant les notifications des EIG et des décès jettent un certain doute sur la fiabilité des données des registres d'essais cliniques soutenus par les réglementations légales. Ainsi, l'information concernant les accidents à la suite d'essais cliniques est éparse et fragmentaire. Seulement 22 % des études cliniques rapportent leurs résultats dans ClinicalTrials.gov dans l'année suivant leur achèvement (Prayle *et al.* 2012) et moins de la moitié des études financées par les NIH (*National Institutes of Health*) publient leurs résultats dans une revue indexée Medline dans les 30 mois suivant l'achèvement de l'essai (Ross*et al.* 2012b). Dans le cas où les événements indésirables graves et les décès survenus dans les essais cliniques seraient déclarés (25 % des cas uniquement), les informations les concernant sont incomplètes, discordantes, manquent de clarté, de cohérence et d'accord (Earley *et al.* 2013). En dépit des ambiguïtés dans les dossiers et les incohérences entre les rapports d'un même essai, les chiffres choquants publiés dans des études récentes révèlent une ampleur inattendue des EIG subis par les membres du public qui participent à ces essais. Leur nombre signalé à la FDA des États-Unis a été multiplié par 2,6 entre 1998 et 2005 (Moore *et al.* 2007) et par deux entre 2006 et 2014 (Sonawane *et al.* 2018). Suite à l'analyse de plus de 1560 articles publiés entre 1993 et 2018 concernant les EIG survenus au cours des essais cliniques, Yao *et al.* (2021) ont montré que la proportion déclarée des EIG dans les essais cliniques menés dans le monde entier est de 52,4 % et n'est que de 21,6 % dans la région locale (Figure 3A). Elle est plus du double dans les essais cliniques sponsorisés par les laboratoires pharmaceutiques (57,6 %) que dans ceux sponsorisés par les investigateurs (20,7 %). Les essais cliniques examinant de nouveaux médicaments rapportaient davantage d'EIG (45,5 %) que ceux n'examinant pas de nouveaux médicaments (15,2 %). Les essais cliniques avec des échantillons de taille plus importante (≥ 1000, 43,9 %) semblaient avoir une proportion déclarée d'EIG plus élevé (43,9 %) que ceux avec des échantillons de taille moyenne (300 à 999 ; 20,3 %) et petites tailles d'échantillon (< 300, 17,5 %) (Figure 3B). La déclaration des EIG a augmenté avec le temps, elle est passée de 0 % avant 2000, à 17,1 % entre 2000 et 2009 et à 34,5 % après 2009 (Figure 3C). La proportion déclarée des EIG rapportée dans les études publiées dans des revues célèbres était la suivante : 25 % dans *New England Journal of Medicine* ; 22,2 % dans *Lancet* ; 42,1 % dans *Lancet Oncology* ; 50,0 % dans *Journal of the American Medical Association* et 30,4 % dans *Journal of Clinical Oncology* ; avec une proportion déclarée d'EIG moyenne de 31,9 % qui est significativement plus élevée que celle des études publiées dans d'autres revues (16,7 %) (Figure 4, Yao *et al.* 2021).

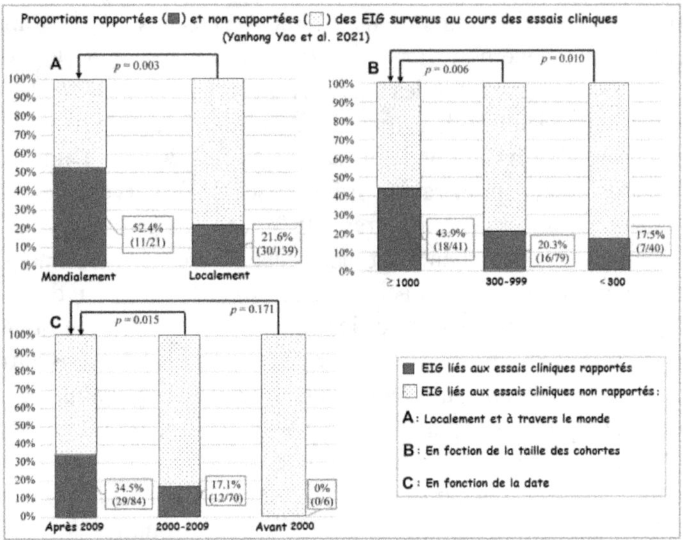

Figure 3 *: États de notification des EIG survenus au cours des essais cliniques (Yao et al. 2021)*

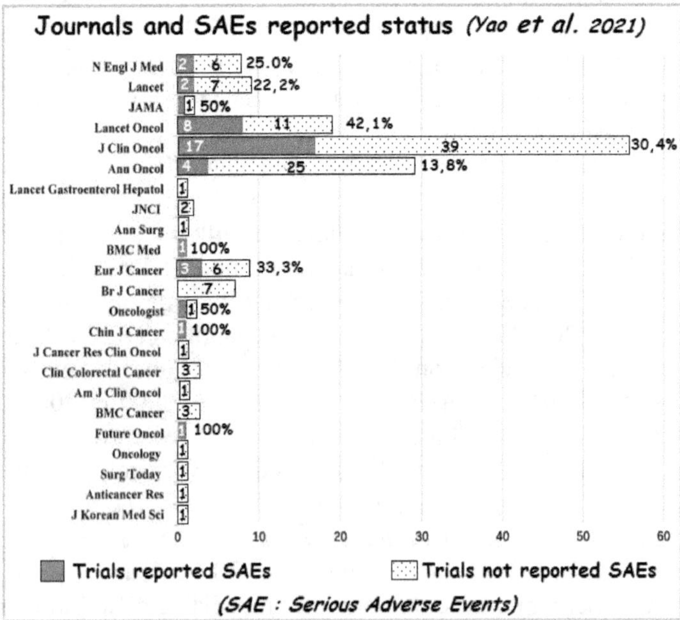

Figure 4 *: EIG survenus au cours des essais cliniques rapportés dans les journaux scientifiques (Yao et al. 2021)*

Par exemple, des milliers de volontaires sains britanniques ayant accepté de participer à des essais thérapeutiques sont tombés gravement malades ou handicapés à cause des EI des nouveaux médicaments testés (Bagot 2015). Rien que durant les quinze dernières années uniquement, les données indiquent que, parmi un échantillon de 90 000 à 95 000 Britanniques participant chaque année à de tels essais, pas moins de 7 187 d'entre eux ont développé des réactions indésirables. Parmi ces réactions, 493 ont constitué une menace vitale pour ces personnes et 197 ont entraîné une incapacité ou une invalidité importante. Durant la même période, des données obtenues et publiées par : « *The Daily Mirror* » (Bagot 2015) ont rapporté que 5 136 volontaires avaient souffert de réactions nécessitant une hospitalisation ou une hospitalisation existentielle prolongée, tandis que 1 818 cas de réactions étaient enregistrés sous une autre signification médicale. Certains patients ont développé plus d'une réaction indésirable. Les enregistrements de SUSAR effectués entre 2010 et 2014 ont révélé que 761 réactions mortelles n'ont pas été couvertes, sous le prétexte qu'il n'a pas été possible de prouver qu'elles sont directement causées par le médicament testé (Bagot 2015). En Inde, un document secret du gouvernement indien a indiqué que le nombre de décès imputables aux essais cliniques entre 2008 et 2012 s'élève à 2061 (Benedetti 2014). D'autres données indiquent que ce nombre est compris entre 2500 et 3000 (Barlett et Steele 2011 ; Biswas 2013), sans compter les victimes des EIG. Ainsi, au moment où les sociétés pharmaceutiques ont vu leurs bénéfices augmenter de près de 50 % depuis 2005, l'Inde a vu près de 3 000 de ses citoyens perdre la vie pour soutenir ces gains industriels, dont seulement 82 ont été indemnisées jusqu'à présent pour des décès survenus au cours d'essais cliniques récents (Evans *et al.* 2005 ; Rosenthal 2006 ; Biswas 2013 ; Srinivasan 2013 ; Allodocteurs 2015 ; Schuster 2015).

Cependant, peu importe le pays dans lequel ces essais cliniques ont été réalisés, le chiffre exact de morts qui leur sont attribués reste difficile à définir, parce qu'il faut d'abord établir et prouver un lien de cause à effet entre le médicament testé et la mort du patient, ce qui n'est pas évident. Il faut également rappeler que le nombre exact des victimes parmi les populations vulnérables recrutées reste généralement inconnu car elles n'ont pas les moyens de se battre contre des mastodontes de l'industrie pharmaceutique.

6. *SCANDALES LIÉS AUX ACCIDENTS CAUSÉS PAR LES ESSAIS CLINIQUES RÉGLEMENTAIRES*

6.1. Introduction

La recherche biomédicale utilisant des sujets humains est une entreprise intrinsèquement risquée qui n'a été considérée comme justifiable que lorsque les risques sont à la fois minimisés et raisonnables par rapport au bénéfice global pour le sujet ou pour la société. La prise de tels risques doit également être généralement acceptée volontairement par les participants (par le biais de leur consentement éclairé) et les risques de cette activité ne doivent pas être subis de manière disproportionnée par des groupes socialement défavorisés ou autrement vulnérables, sans possibilité de les équilibrer par des avantages substantiels (National Commission 1979 ; 45CFR46). Les essais cliniques de phase I sur des volontaires sains semblent exercer une pression sur chaque articulation du cadre moral justifiant la recherche : le compromis risque-bénéfice et comment comprendre le rôle acceptable du paiement, l'adéquation du consentement éclairé à une telle participation et le potentiel de vulnérabilité économique des participants.

Les sociétés pharmaceutiques se distancient de plus en plus des expériences sur les humains en sous-traitant la plupart de leurs essais cliniques pour le développement de produits thérapeutiques à des organismes de tests privés (les CRO) à travers le monde. Les lacunes des études cliniques de médicaments chez l'homme pourraient être révélées dans la multitude de litiges entourant le Vioxx (l'analgésique à succès de Merck), qui a été retiré du marché en 2004 parce qu'il causait beaucoup de mortalité par crise cardiaque (Evans *et al.* 2005 ; Krifi 2022a et b). Avant que le Vioxx ne soit approuvé par la FDA, Merck l'a testé sur des milliers de personnes à travers les États-Unis. Une étude réalisée en 2004 par David Graham, directeur associé de la FDA pour la science et la médecine, a estimé que le Vioxx a causé jusqu'à 140 000 crises cardiaques et accidents vasculaires cérébraux, tuant jusqu'à 55 000 personnes (Evans *et al.* 2005). La société a été poursuivie par plus de 5 000 personnes qui disent avoir été blessées par ce médicament. Ces effets indésirables mortels de Vioxx ont-ils été enregistrés (puis cachés) suite aux

études cliniques ? (Krifi 2022a et b). Outre le Vioxx, les essais cliniques ayant causé des méfaits dramatiques, des mortalités et des scandales notables sont nombreux. Par exemple :
a) l'essai clinique mortel sur l'hydralazine (médicament anti-hypertenseur) financé par le gouvernement fédéral en 2001,
b) l'essai clinique sur Raptiva (médicament pour contrôler le psoriasis) de Genentech Inc. en décembre 2000,
c) l'étude clinique mortelle sur l'asthme effectuée en 2001 à l'université Johns Hopkins,
d) l'essai clinique mortel sur la clozapine (un médicament contre la schizophrénie) mené par *Fabre Research Clinic* (Houston) en 2002,
e) l'étude mortelle sur les antidépresseurs menée en 2004 dans un établissement d'Eli Lilly à Indianapolis,
f) l'essai clinique sur TGN1412 (un biomédicament immuno-modulateur) réalisé par Parexeldans un hôpital près de Londres en 2006, etc. (Evans *et al.* 2005 ; Kumagai *et al.* 2006 ; Sibille *et al.* 2006 ; Rosenthal 2006 ; Wood et Darbyshire 2006 ; Fisher 2015a).

D'autre part, des essais cliniques non autorisés ont été réalisés sur des personnes hospitalisées (le cas des victimes de la fuite de gaz toxique survenue en 1984 dans les usines de la filiale indienne d'*Union Carbide Corp* à Bhopal) et sur des populations vulnérables sans leur consentement (le cas de l'affaire Trovan au Nigeria en 1996 et des essais cliniques sur le Gardasil menés en Inde en 2010).

6.2. Les causes identifiées de ces accidents

Les différentes parties concernées par les essais cliniques réglementaires (Sociétés pharmaceutiques, CRO, investigateurs, IRB et agences réglementaires) sont toutes impliquées, à des degrés différents, dans la genèse des accidents scandaleux qui y sont enregistrés (Krifi 2022a). Les causes de ces accidents sont multiples, dont on peut citer :

a) Des erreurs au niveau de l'approche et/ou de la méthodologie adoptées dans l'une ou l'autre des différentes études et investigations (précliniques et cliniques) menées sur les nouvelles molécules à potentiel thérapeutique avant qu'elles n'obtiennent l'AMM.

b) Une interprétation erronée (et parfois même une certaine manipulation) des résultats de ces différentes études (concocter de faux documents décrivant des patients inexistants, inscription fictive du responsable du CRO et de ses employés dans ses essais, etc.

c) Le manque de rigueur et/ou l'ignorance (ou le non-respect) des exigences des bonnes pratiques cliniques lors de la conduite des essais cliniques : embauche des employés non agréés pour mener l'essai et absence de leur supervision ; inscription de personnes non indiquées pour participer aux essais cliniques (telles que des personnes sans-abri et des immigrants sans papiers qui étaient une cible idéale pour certains CRO car même s'ils meurent, il est peu probable qu'ils fassent l'objet d'une enquête trop sérieuse) ; non-avertissement des participants, à travers le formulaire du consentement éclairé, des risques graves du produit testé ; tremperie (tester des médicaments non approuvés sous couvert d'une soi-disant offre de traitements gratuits) ; non-respect des procédures arrêtées ; illisibilité et négligence dans la tenue de notes enregistrées ; retard dans le signalement des effets secondaires graves ; falsification des circonstances des cas de décès ; etc.

d) La quête de certains laboratoires pharmaceutiques pour maîtriser les dépenses tout au long des différentes phases de la vie d'un médicament et des CRO lors des essais cliniques dans l'objectif de réaliser plus de profits. Evans *et al.* (2005) ont rapporté que les sociétés pharmaceutiques qui fabriquent 28 médicaments les plus vendus perdront un total de 50 milliards de dollars de revenus à mesure que leurs brevets expireront de 2003 à 2008. Leur recherche du prochain médicament qui rapporte de l'argent alimente l'augmentation des tests sur l'homme. Ainsi, 36 839 nouveaux essais cliniques ont été réalisés de 2001 à 2004, soit six fois plus que pendant la période de 1981 à 1985 (Evans *et al.* 2005).

e) La triche de la part de certains volontaires qui, dans leur quête de gagner plus d'argent, participent simultanément (par ignorance et parfois frauduleusement) à plusieurs essais cliniques sans respecter les règles et des exigences requises : l'interdiction de participer à plusieurs études à la fois, le respect strict du délai de carence imposé, l'interdiction de consommer de l'alcool et de stupéfiants, et de co-ingérer d'autres médicaments ou substances sur ordonnance (en vente libre ou illicites), l'obligation d'un suivi rigoureux du régime d'étude requis au cours de l'essai, la nécessité de fournir des informations justes sur leurs antécédents médicaux ou autres, etc. Les conséquences du non-respect strict de ces exigences sont que le volontaire participant met sa vie (ou sa santé) en danger d'une part et d'autre part les données des essais seront entachées d'erreurs. Ces erreurs vont fausser la conclusion finale concernant l'efficacité thérapeutique et l'innocuité (ou la toxicité) du futur médicament, ce qui causera des préjudices certains pour la santé du consommateur final du produit. En effet, en raison des difficultés financières, surtout en ces temps de crise économique, on voit apparaître, partout où ces essais cliniques sont conduits, une véritable classe de cobayes professionnels qui cherchent à vivre en louant leur corps encouragés par les incitations financières, qui sont généralement de l'ordre de 100 à 300 dollars par jour dans les pays du nord (Edelblute et Fisher 2015). En conséquence, les volontaires en bonne santé deviennent généralement des participants « récidivistes » en s'inscrivant en série dans les essais de phase I (Tishler et Bartholomae 2003 ; Kass *et al.* 2007 ; Abadie 2010 ; Fisher 2015a et b), sans respecter (consciemment ou inconsciemment) le délai de carence (45 jours) entre deux essais thérapeutiques, qui est le temps que prend généralement l'organisme pour épurer totalement la première molécule testée. Malgré la prévalence de la participation en série, il n'existe actuellement aucune base de données ou registre centralisé aux États-Unis pour suivre la participation de volontaires sains et empêcher l'inscription simultanée dans plusieurs essais (Kupetsky-Rincon et Kraft 2012 ; Edelblute et Fisher 2015). Par ce comportement, ces personnes s'exposent à répétition à des dizaines de molécules, dont l'innocuité (ou la dangerosité) est encore inconnue. Par conséquent, en plus des accidents qui pourraient leur arriver avec chaque molécule prise séparément, ces volontaires en série s'exposent à d'autres dangers beaucoup plus graves et imprévisibles qui peuvent provenir de l'accumulation corporelle et de l'interaction de ces différentes molécules, dont les effets à long terme sur leur organisme ne sont pas réellement connus. À notre modeste connaissance dans ce domaine, ne nous trouvons-nous pas dans une situation d'interactions médicamenteuses, agonistes ou antagonistes, synergiques ou asynergiques ?

Loin de l'infraction avérée des règles, cet aspect lugubre de l'industrie des essais cliniques devrait normalement interpeller l'industrie pharmaceutique sur au moins deux problèmes essentiels, auxquels elle est censée être sensibilisée. Le premier concerne les conséquences de l'exposition à répétition à des molécules actives sur la santé de ces volontaires en série, ces marchands de leur propre corps. Le deuxième, qui devrait normalement alerter l'industrie pharmaceutique, concerne les conséquences de la violation à répétition du délai de carence sur la réelle validité des résultats scientifiques de la phase I des essais thérapeutiques. Un ensemble de préoccupations émergentes se concentre sur la question de savoir si les résultats de la recherche sont compromis par ce type de comportement encouragé par le paiement de la participation à l'essai (Walker *et al.* 2018). Ainsi, ces comportements problématiques et subversifs des participants minent la fiabilité des données et réduisent la validité des résultats des essais dont les conséquences peuvent être potentiellement néfastes pour eux, pour les sujets participant aux essais ultérieurs et pour les patients utilisateurs du futur produit thérapeutique (Dresser 2013).

f) Le mépris des règles d'éthique et de la morale. En effet, la littérature rapporte des cas de personnes souffrantes, hospitalisées pour se faire soigner, qui se sont retrouvées à leur insu utilisées en tant que cobayes humains dans des essais cliniques, souvent pour le profit de certains lobbies pharmaceutiques. D'autre part, les essais cliniques sont de plus en plus délocalisés dans certaines régions du monde, où il est possible de profiter de la misère des gens et de la quasi-absence de contraintes (éthiques et réglementaires) pour les réaliser rapidement et à moindre coût. En plus, les formulaires de consentement que les participants aux essais signent (dont certains disent que les participants peuvent mourir pendant l'essai) sont loin d'être éclairés et rédigés dans un langage compliqué et obscur. Interrogés, de nombreux participants aux essais disent qu'ils les lisent à peine.

g) La corruption, les conflits d'intérêts et les connivences sont aussi considérés parmi les importants facteurs de genèse des accidents liés aux essais cliniques réglementaires. Des CRO qui sont censés mener les essais cliniques de manière totalement indépendante et les IRB qui sont censés protéger les patients contre les préjudices sont parfois dirigés par les sociétés pharmaceutiques elles-mêmes.

Ainsi, plus de 130 produits pharmaceutiques ont été retirés de divers marchés au cours des 40 dernières années en raison de problèmes de sécurité réels ou perçus. On estime qu'un tiers a été retiré dans les deux ans suivant le lancement et la moitié dans les cinq ans (Friedman *et al.* 1999 ; Fung *et al.* 2001). Les problèmes les plus fréquents seraient associés à des complications hépatiques, hématologiques et cardiovasculaires. Il n'est pas clair si de tels problèmes auraient pu être prévus au cours du développement des médicaments et, s'ils étaient reconnus tôt, suffisamment gérés pour éviter les dommages causés aux patients individuels et pour établir un profil bénéfice-risque favorable pour une population cible spécifique.

6.3. Cas d'accidents tragiques au cours des essais cliniques

Ci-dessous sont rapportés, de façon détaillée, quelques faits tragiques liés aux essais thérapeutiques recensés à partir de l'an 2000, pour montrer les facteurs qui ont conduit à la survenue de ces accidents, parfois mortels.

6.3.1. *L'accident fatal causé par l'étude sur les polluants de l'air ambiant et le cancer du poumon*

La recherche sur la manière dont la qualité de l'air ambiant peut affecter le cancer du poumon a été lancée en juillet 1994 grâce à une subvention accordée à l'Institut de Technologies de Massachusetts (MIT : *Massachusetts Institue of Technology*) par l'Institut National des Sciences de la Santé Environnementale. L'étude visait à déterminer le rôle du tabagisme et la pollution de l'air (produits chimiques en suspension dans l'air ambiant) dans le cancer du poumon. Elle a impliqué 48 volontaires, payés 150 dollars chacun. En avril 1996, une étudiante de 19 ans en soins infirmiers à l'Université de Rochester, volontaire dans cette étude, a subi une bronchoscopie au centre médical de l'Université. Une fibre optique flexible a été utilisée pour obtenir des biopsies au pinceau des tissus du lobe inférieur des poumons. L'étudiante est restée en observation pendant environ 90 minutes, puis elle est partie à son appartement avec une amie. Environ une demi-heure plus tard, elle a commencé à avoir des difficultés à respirer et a été emmenée aux urgences du centre médical. Elle est décédée, deux jours après, d'une crise cardiaque. Le formulaire du consentement, signé par la victime, énumère les risques de la bronchoscopie, tels que maux de gorge, difficultés respiratoires mineures, rythme cardiaque irrégulier, douleurs thoraciques et réaction allergique à un anesthésique topique appliqué sur la gorge. L'étude a été interrompue le temps d'enquêter sur les causes de ce décès. L'enquête de l'université a montré que la mort était apparemment due à une dose inhabituellement élevée de lidocaïne, suffisamment élevée pour être potentiellement mortelle. La lidocaïne est un anesthésique topique appliqué dans la gorge pour supprimer le réflexe nauséeux induit par la procédure (MIT 1996).

6.3.2. *L'accident fatal causé par une tentative de thérapie génique d'une maladie métabolique*

L'ornithine transcarbamylase (OTC) est une enzyme hépatique (codée par un gène situé sur le chromosome X) permettant de transformer les acides aminés, provenant du métabolisme protéique, en ornithine qui sera normalement éliminée dans les urines. La déficience en OTC cause l'impossibilité de l'élimination des acides aminés par l'urine provoquant leur accumulation dans le sang, où ils se transforment en ammoniac. L'augmentation de la concentration sanguine de ce dernier entraîne des symptômes graves (confusion, anorexie, léthargie, vomissements répétés, pertes de conscience, comas, etc.) qui peuvent même entraîner la mort. Une déficience génétique totale de l'OTC est généralement mortelle à la naissance. Des formes plus bénignes de la maladie sont observées quand le gène codant est muté seulement dans une partie des cellules du patient (le cas de mosaïcisme somatique). Le traitement possible de cette dernière forme de la maladie est un régime très sévère, une alimentation pauvre en protéine, supplémentée en arginine ou citrulline et accompagnée d'une médication à base de benzoate et phénylbutyrate de sodium qui est nécessaire pour éliminer la quantité élevée d'ammoniac. Une transplantation du foie ou une thérapie génique peuvent être préconisées pour les cas les plus sévères.

Souffrant d'une forme bénigne de cette pathologie génétique rare, Jesse Gelsinger (18 ans) a réussi à survivre avec un régime alimentaire restreint et des médicaments spéciaux. Il a participé en septembre 1999 à un essai clinique par thérapie génique, mené par l'université de Pennsylvanie, pour traiter sa maladie. Cette participation lui a été fatale, faisant de lui le premier mort des thérapies géniques et entraînant une polémique dans le domaine (Wilson 2009 ; Raimbault 2018 ; Wikipédia 2022). L'essai visait à tester la sécurité de la procédure de l'introduction, dans le foie de la victime, d'un vecteur adénoviral recombinant portant le gène cible (séquence d'ADN) pour que ses cellules hépatiques puissent exprimer l'enzyme OCT déficiente. Ainsi, une dose d'ADN codant pour l'OTC lui a été administrée dans l'artère hépatique droite à travers un cathéter fémoral. Parmi les 18 patients participants, la victime a reçu la dose la plus importante. Au cours des premières douze heures après l'injection, tous les sujets avaient présenté des symptômes cliniques et des perturbations des paramètres biochimiques. Cependant, et contrairement aux 17 autres sujets, Gelsinger a commencé à montrer des signes d'altération mentale et des symptômes de la jaunisse, 18 heures après l'administration. Plus les heures passaient, plus son état s'aggravait, ce qui a obligé les médecins à le placer sous respiration artificielle puisqu'il s'est retrouvé en alcalose respiratoire compensée causée par un taux élevé d'ammoniac dans son sang. Les médecins lui ont aussi pratiqué une hémodialyse pour abaisser son taux d'ammoniac. Cependant, l'état de tous ses organes s'est aggravé en commençant par les poumons. Après un certain temps, ils ont pris la décision de mettre la victime dans un état de coma artificiel et de la placer sous assistance respiratoire pour contrôler sa ventilation, ce qui n'a rien changé puisqu'elle est devenue anurique et son foie s'était détérioré, signes de l'établissement d'un état d'insuffisance hépatique et rénale. Un examen neurologique pratiqué 94 heures après l'injection a démontré que les résultats somatosensoriels étaient absents et il n'y avait aucune activité cérébrale. Finalement, 98 heures après l'injection de l'ADN, la victime meurt suite à l'accord de sa famille de la débrancher. Les conclusions de son autopsie ont révélé que la défaillance multiviscérale fatale a été causée par l'activation systémique massive de ses réponses immunitaires innées déclenchées par l'administration du vecteur viral recombinant.

À la suite de cette fin tragique d'une première tentative de thérapie génique, le père de la victime s'est mis à la recherche de l'efficacité réelle de l'étude. Ce qui l'avait conduit à découvrir que les chercheurs qui l'ont mené avaient dissimulé plusieurs informations concernant les dangers auxquels s'exposaient les patients. Notamment, ils n'avaient pas souligné les conséquences vitales notées expérimentalement chez les animaux et n'avaient pas mentionné la mort des singes ayant reçu un traitement similaire dans les essais précliniques. Aussi, l'université n'a-t-elle pas signalé que deux patients avaient subi des EIG de la thérapie génique. À la lumière de ce qu'il avait découvert, le père de la victime avait entamé des poursuites judiciaires contre l'équipe de recherches. D'autre part, l'université de Pennsylvanie a souligné la nécessité d'approfondir les recherches dans ce domaine afin de comprendre et promouvoir le succès des essais futurs pour traiter cette maladie.

6.3.3- *L'accident causé par l'hexaméthonium*

Aux États-Unis, une jeune femme en parfaite santé est morte en juin 2001 après avoir inhalé un médicament expérimental (bromure d'hexaméthonium / méthacholine) qui lui a été donné dans le cadre d'un essai clinique pour comprendre la cause de l'asthme. L'essai est conduit par le centre d'asthme et d'allergie de l'université Johns Hopkins (Kolata 2001 ; Levine 2003). Le lendemain de l'administration du produit testé, la patiente est décédée d'une insuffisance pulmonaire, syndrome de détresse respiratoire avec hypotension progressive et défaillance multiviscérale. L'équipe de médecins qui l'avait pris en charge n'a pas su endiguer sa congestion pulmonaire et n'a pu arrêter la défaillance implacable de ses poumons et de ses organes. Sa famille a enfin décidé de débrancher les machines de l'assistance respiratoire qui la maintenait artificiellement en vie (Ogilvie 2001).

Dans le rapport de l'enquête sur les causes de cette mort tragique, l'université avait reconnu son entière responsabilité de cet accident tragique. Elle a déclaré que le chercheur qui a mené l'expérience et le comité d'éthique qui l'a approuvé n'ont pas pris les précautions nécessaires pour protéger les patients impliqués dans cette recherche. La patiente était victime d'une étude expérimentale qui était horriblement erronée. Elle a été conçue pour essayer d'expliquer pourquoi les personnes en bonne santé et les personnes souffrant d'asthme réagissent différemment aux substances qui provoquent une constriction de leurs voies respiratoires. Lorsque la constriction se produit, les personnes non asthmatiques peuvent respirer profondément et faire en sorte que leurs voies aériennes se relaxent, mais celles des personnes asthmatiques ne peuvent pas se relaxer. Les chercheurs ont alors émis l'hypothèse que la relaxation des voies aériennes au niveau des poumons est contrôlée par des nerfs. Ils ont alors cherché à simuler une crise d'asthme en provoquant une constriction des voies aériennes des volontaires avec un médicament. Ensuite, l'hexaméthonium a été administré pour bloquer temporairement la réponse normale des nerfs au niveau de leurs poumons (Holltzman *et al.* 1980 ; O'Bryne *et al.* 1985 ; Sterk *et al.* 1985 ; Ichinose *et al.* 1988). C'est ce qui a été expérimenté sur la victime et sur deux autres volontaires avant elle sans aucune précaution scientifique pour minimiser les risques et loin de l'éthique et du respect de la réglementation en vigueur. Le risque principal de l'hexaméthonium (non encore approuvé par la FDA) était de provoquer une baisse temporaire de la tension artérielle (Morrison 1953). En plus, la solution chimique n'a pas été préparée par un pharmacien et le protocole de préparation et d'administration (par nébulisation) a été modifié au cours de l'investigation sur les deux premiers volontaires, qui ont développé une toux, un grand essoufflement à l'effort et une réduction de la fonction pulmonaire qui ont duré une semaine après l'inhalation d'hexaméthonium (Ogilvie 2001). Ces symptômes ont été négligés et n'ont pas été signalés au comité d'examen qui supervisait l'étude. Les investigateurs ont estimé à tort qu'ils étaient probablement dus à un rhume qui circulait dans l'unité de recherche ou à l'acidité de la solution d'hexaméthonium. Rétrospectivement, la discussion de tels symptômes aurait pu retarder ou empêcher l'administration du médicament au troisième volontaire (la victime). En outre, le comité d'enquête a constaté que certains documents suggérant que le médicament pourrait nuire aux poumons étaient apparemment soustraits du dossier scientifique. D'autres manquements aux BPC et aux règles d'éthique concernent l'absence de signalement dans le formulaire de consentement que l'hexaméthonium n'était pas approuvé aux États-Unis ni pour un usage clinique ni pour l'administration par inhalation. Aussi, les risques connus n'ont-ils pas été divulgués, et il semble que l'investigateur lui-même n'était pas au courant de certains d'entre eux. Des discussions au sein de la communauté médicale à la suite de ce décès tragique du volontaire ont permis de révéler beaucoup d'études ayant publié, entre 1953 et 1972, des rapports sur la toxicité pulmonaire de l'hexaméthonium par inhalation (Petersen *et al.* 1959 ; Rosenow 1972). Ces données ne figuraient pas dans le protocole de l'essai soumis au comité d'éthique de la recherche.

6.3.4. *L'accident causé par la TGN1412*

La molécule CD28 est un corécepteur stimulateur du récepteur pour antigène des cellules T (le TCR). Elle a pour ligands naturels les molécules CD80, exprimées sur les cellules présentatrices d'antigènes, principalement les cellules dendritiques. TGN1412 (également appelé CD28-SuperMAB : *Monoclonal Antibody* et TAB08) est un anticorps monoclonal humanisé anti-CD28 créé par la société pharmaceutique allemande *TeGenero Immuno Therapeutics*. Il agit comme un agoniste fort des molécules CD80 et il est ainsi qualifié de superagoniste CD28. En se liant à la molécule CD28, TGN1412 est capable d'induire l'activation et la prolifération les lymphocytes T régulateurs quel que soit le signal reçu par le TCR. Les lymphocytes T régulateurs jouent un rôle important dans la prévention d'une variété de maladies auto-immunes et de cancers (Masteller *et al.* 2005 ; Hunig 2007). Censé avoir un effet immunomodulateur, le TGN1412 est initialement destiné au traitement de la leucémie lymphocytaire chronique des lymphocytes B, de la polyarthrite rhumatoïde et de la sclérose en plaques. Il est qualifié par l'Agence Européenne des Médicaments (AEM) comme étant un produit médical orphelin (Lühder*et al.* 2003 ; Attarwala 2010 ; Koch et Plassmann 2017).

L'essai clinique de phase I sur ce produit, a été mené en mars 2006 par Parexel (un CRO américain qui opère dans 51 sites et 39 pays) dans les installations d'un centre de recherche à l'hôpital Northwick Park au nord de Londres. Quelques heures après son administration, le TGN1412 a déclenché de sérieuses réactions inflammatoires sévères et une défaillance fonctionnelle multisystémique catastrophique chez six des huit volontaires sains participant à l'étude, les deux autres participants, qui ont reçu un placebo, n'ont développé aucun symptôme (Suntharalingam *et al.*

2006). Les six victimes souffrantes de défaillance multiviscérale ont été hospitalisées en urgence en soins intensifs dans un état grave, leurs têtes étaient enflées comme des ballons. Cinq d'entre elles sont rentrées chez elles après un mois d'hospitalisation et la sixième a passé presque trois mois à l'hôpital. La plus touchée a perdu ses orteils et le sommet de ses doigts et ne peut plus marcher sans aide. Le développement de TGN1412 a été arrêté après cet accident survenu au cours de la phase initiale de l'étude clinique et la société qui l'a mis au point a déposé son bilan. Les droits commerciaux ont été acquis par la société russe de biotechnologie (TheraMAB) et le TGN1412 a été renommé TAB08. L'investisseur russe a mené des essais de phase I avec une dose beaucoup plus faible (0,1 %) d'anticorps que celle utilisée dans l'étude de Londres (Gilgenkrantz 2006 ; Goodyear 2006 ; Munshi et Thatte 2013).

Le responsable du service de pharmacologie au collège universitaire de Londres a postulé qu'en raison de leur exposition à ce médicament ces victimes ne se rétabliraient jamais complètement. À long terme, les conséquences sanitaires pourraient être catastrophiques pour les volontaires qui risquent de développer des conditions potentiellement mortelles, telles que des désordres de leur système immunitaire, des maladies auto-immunes, des cancers (Munshi et Thatte 2013). Dans les entretiens qui ont suivi l'accident, les survivants ont déclaré que dès qu'ils ont pris le médicament ils avaient senti comme si leur cerveau était en feu et que leurs globes oculaires allaient sortir de leurs orbites. Un étudiant volontaire de vingt-quatre ans avait décrit sa douloureuse expérience dans les termes suivants : « c'était un terrible cauchemar. Une heure juste après la prise du médicament, j'étais saisi par une intense douleur indescriptible. J'ai senti ma tête gonfler comme celle d'un éléphant (L'essai clinique est depuis connu sous le nom de l'*Elephant Man*). Je pensais que mes globes oculaires allaient sortir. Je criais auprès des présents pour appeler un médecin, qui m'a indirectement demandé de m'allonger et de prendre un cachet de paracétamol que j'ai vomi dans les cinq minutes après l'avoir avalé. La douleur a encore empiré avec une pression dans ma tête qui était si intense, qu'on dirait qu'il y avait un camion garé sur elle. La douleur s'est ensuite déplacée vers mon dos. Je me suis senti encore pire qu'auparavant et j'étais conscient, j'étais en train de me débattre et de me tordre dans le lit alors qu'ils essayaient de me mettre un masque d'oxygène. C'était comme un terrible cauchemar... J'ai participé plus tard au procès contre l'hôpital Northwick Park de Londres pour gagner 2 000 livres sterling qui m'ont permis de payer un nouvel ordinateur portable... ».

La MHRA (*Medicines and Healthcare products Regulatory Agency*) qui réglemente les essais cliniques et les médicaments au Royaume-Uni, a été critiquée à l'époque pour avoir donné le feu vert à l'essai TGN1412. Le rapport de l'enquête déclenchée par cet accident a soulevé quelques manquements à la bonne conduite de l'essai (Goodyear 2006). Les risques pris et la conception du protocole n'ont pas été suffisamment justifiés par des preuves statistiques appropriées. La société Parexel n'avait pas été claire sur la dose sûre à utiliser pour commencer le test chez les humains. Elle aurait dû tester le médicament chez une personne à la fois et pas chez les six en même temps. Il y avait aussi la question concernant le protocole d'administration du médicament. Bien que la MHRA ait approuvé un protocole de deux heures, le médicament a été administré à tous les participants en seulement vingt minutes, selon la déclaration d'un participant à l'étude. Les commentaires sur la page Web de l'entreprise et dans la demande de brevet indiquaient que l'entreprise savait que ce type de médicament pourrait provoquer une tempête cytokinique qui serait responsable des symptômes observés. Contacté par *New Scientist* pour recueillir son avis sur l'accident, un immunologiste (qui a souhaité garder l'anonymat) disait : « vous n'avez pas besoin d'être un scientifique de talent pour prévoir ce qui se passera si vous activez en même temps de manière non spécifique tous les lymphocytes T de l'organisme exprimant CD28 ». Des expériences avec un autre médicament affectant le récepteur CD28 (mais dans une moindre mesure que TGN1412) ont également montré des effets secondaires dans les essais humains. Donc l'entreprise aurait dû anticiper la possibilité que le médicament (TGN1412) pouvait provoquer de telle réaction chez l'homme. Les résultats d'études chez 20 singes étaient plutôt en faveur de l'innocuité du médicament (Attarwala 2010;Koch et Plassmann 2017). Mais, l'accident survenu chez les patients indique clairement que les résultats expérimentaux (même chez les espèces les plus proches génétiquement aux humains) ne sont pas forcément prédictifs des réponses humaines ni des risques encourus.

Les experts disent que l'issue de cet essai clinique était sans précédent et exceptionnel, mais pourrait-elle se reproduire ? Est-il possible d'éliminer complètement les risques ? Le professeur David Webb disait : « qu'il était possible d'atténuer les risques, mais que rien n'est certain à 100 % ; nous ne pouvons jamais être sûrs ». Le temps lui a donné raison car des accidents (moins dramatiques) ont été enregistrés en Angleterre, entre 2010 et 2015 à la suite de participations à des essais cliniques. Selon la MHRA, durant cette période 7 187 personnes auraient souffert d'EIG et inattendus, incluant des pathologies permanentes allant jusqu'au handicap. La vie de 493 d'entre elles a été menacée et 197 ont dû faire face à un handicap ou une incapacité significative (Bagot 2015).

6.3.5. *L'accident fatal causé par la Fialuridine*

La Fialuridine est un analogue de la thymidine (un nucléotide) ayant une activité antivirale contre le virus de l'hépatite B. Elle a été testée sur différents animaux, notamment des souris, des rats, des chiens, des singes et des marmottes. Ces études précliniques ont démontré que ce produit n'induisait aucune réaction toxique hépatique, mais présentait une certaine toxicité pour la moelle osseuse et le cœur sans aucun signe de lésion mitochondriale (Gallin 2002 ; Attarwala 2010). Aussi, une étude pilote initiale sur 43 patients traités pendant deux et quatre semaines avec la Fialuridine n'a-t-elle révélé aucun signe de toxicité hépatique (McKenzie *et al.* 1995). Au contraire, au cours d'un essai clinique de phase II mené par le NIH en juin 1993, ce produit a causé des effets indésirables graves, à des doses cent fois plus faibles que celles administrées chez les animaux, entraînant la mort de cinq volontaires humains en raison d'une toxicité hépatique sévère et d'une acidose lactique (Honkoop *et al.* 1997). L'essai a été arrêté pour tous les patients au cours de la 13e semaine, dès la survenue soudaine d'une toxicité hépatique sévère et d'une acidose lactique chez l'un des patients. Même après l'arrêt de l'administration de la Fialuridine, sept autres patients ont développé des signes identiques, dont cinq sont décédés et deux autres n'ont pu survivre qu'après une transplantation hépatique (McKenzie *et al.* 1995). Aucune des études expérimentales de toxicité précliniques n'a pu prédire ces EIG observés chez l'homme au cours de la phase II de l'essai clinique.

Des recherches de la causalité ont démontré qu'après son administration chronique par la voie orale, la Fialuridine s'accumule dans l'ADN génomique du foie et également d'autres tissus (Richardson *et al.* 1994). Cette accumulation génomique (spécifiquement hépatique) peut être responsable de ses effets toxiques dus à la production d'ADN mitochondrial défectueux entraînant des niveaux élevés d'acide lactique et un dépôt de graisse dans les microvésicules mitochondriales (Swartz 1995). L'incorporation génomique de la Fialuridine peut entraîner une inhibition de la synthèse de l'ADN normal cellulaire et mitochondrial ou la synthèse d'un ADN anormal (Richardson *et al.* 1994 ; McKenzie *et al.* 1995). Cette tragédie inattendue a attiré l'attention des chercheurs sur la possibilité d'un nouveau type d'effet toxique retardé dû à l'atteinte mitochondriale (Swartz 1995). Plus tard, après ces résultats désastreux des essais, l'hépatotoxicité de ce produit a été évaluée chez des marmottes d'Amérique infectées par le virus de l'hépatite B. L'objectif principal de cette étude était de développer un modèle animal approprié qui permettra de prédire, par des études précliniques, la toxicité clinique des analogues de nucléosides avant leur utilisation dans les essais cliniques chez l'homme. Le traitement initial de huit semaines a montré une baisse des taux sériques du virus de l'hépatite B, mais plus tard, à partir de la 12e semaine, les marmottes ont commencé à perdre du poids et ont commencé à montrer des lésions mitochondriales (Lewis *et al.* 1997). Ainsi, la toxicité chronique de la Fialuridine observée n'a pas été prédite parce qu'aucune étude préclinique préalable d'administration chronique de ce produit n'a été réalisée avant d'entamer l'essai clinique. Maintenant, pour toutes les études précliniques impliquant des analogues de nucléosides pour le traitement du virus de l'hépatite B, un modèle de marmotte est utilisé pour l'évaluation de la toxicité mitochondriale (Gallin 2002).

Les incidents mentionnés ci-dessus étaient un appel alarmant pour les chercheurs, ainsi que pour les autorités réglementaires approuvant l'essai, sur l'imprévisibilité liée à la toxicité de nouveaux médicaments chez les sujets humains, en particulier pour les médicaments biologiques avec un nouveau mécanisme d'action comme le cas de TGN1412. Les accidents causés par la TGN1412 et la Fialuridine indiquent que les médicaments présentant une innocuité et une efficacité au cours des études précliniques, réalisées sur des modèles animaux, peuvent présenter des propriétés pharmacologiques très différentes lorsqu'ils sont administrés chez l'homme. Bien qu'il y ait toujours un risque lié aux recherches médicales, ces risques peuvent être potentiellement réduits par :

a) le développement de modèles précliniques appropriés permettant de prédire efficacement le comportement des médicaments chez l'homme avant de passer aux essais cliniques,

b) la précaution de tester initialement les molécules biologiques puissantes à de faibles doses avant de décider de la possibilité de les augmenter (ou non) plus tard,

c) la précaution d'utiliser un très petit nombre de volontaires avant d'agrandir leur nombre au cours de l'essai clinique.

6.3.6. *Décès de bébés en Inde au cours des essais cliniques sur les médicaments contre l'hypertension*

Sur l'ensemble des médicaments prescrits aux enfants malades, 50 à 90 % sont hors AMM, c'est-à-dire que leur sécurité et leur efficacité n'ont pas été évaluées chez les enfants, mais uniquement chez les adultes (Ernest *et al.* 2007). Il a été réalisé que la pratique normale d'extrapolation de données adultes pour les enfants est contraire à l'éthique dans la mesure où les propriétés pharmacocinétiques et pharmacodynamiques diffèrent considérablement chez les enfants de celles de leurs homologues adultes. Une incidence plus élevée d'effets indésirables et d'échecs thérapeutiques a été confirmée en raison de l'utilisation de médicaments hors AMM ou sans licence chez les enfants (Committee on Bioethics 1996 ; Morales-Olivas et Morales-Carpi 2006). Contrairement aux adultes, les enfants ne constituent pas une population homogène ; par conséquent, des données sur l'innocuité et l'efficacité sont nécessaires à toutes les étapes de leur développement. L'extrapolation des données collectées suite à des essais cliniques chez les adultes n'est appropriée que pour seulement 6 % des médicaments pédiatriques, et ce en raison de différences dans la composition corporelle et le processus de développement organique et métabolique (Dunne *et al.* 2011). Afin de répondre aux droits des enfants et à la demande d'une santé la plus élevée possible, l'Assemblée générale des Nations Unies (Convention relative aux droits de l'enfant de 1989) a souligné la nécessité d'étudier les thérapies nouvelles et existantes spécifiquement chez les enfants.

Le nombre d'essais cliniques réalisés chez les enfants est relativement faible dans le monde. Il y a un certain nombre de raisons à cela. Le coût de développement élevé et les faibles rendements attendus des nouveaux médicaments pédiatriques n'incitent généralement pas l'industrie pharmaceutique à investir dans ces domaines. Le manque de sujets d'essai appropriés en raison de l'hétérogénéité de la population pédiatrique nécessite une stratification des échantillons. Les préoccupations éthiques concernant l'inclusion d'enfants dans les essais cliniques ont été disproportionnellement élevées, entraînant des lois strictes et des « lignes directrices » éthiques (rapport Belmont, DoH), ainsi qu'une phobie des essais de médicaments chez les enfants. Cependant, des essais cliniques bien conçus contribuent de manière significative à l'avancement des connaissances médicales et à l'amélioration des thérapies en mettant au point des médicaments ou des formulations rentables et thérapeutiquement supérieurs à ceux existants pour tous, y compris les enfants. Il existe naturellement une crainte d'exploitation des enfants pour des essais inutiles de médicaments, en particulier dans les pays en transition. Une revue récente des essais pédiatriques soumis à la FDA des États-Unis entre le 28 septembre 2007 et le 21 décembre 2010 a révélé que les États-Unis mènent un nombre maximum d'essais pédiatriques. La participation des pays du sud au développement de médicaments pédiatriques est significative, particulièrement par les essais de vaccins (Dunne *et al.* 2011 ; Swain 2014).

Dans les pays occidentaux (États-Unis et Europe), les agences réglementaires (FDA et AEM) ont bien établi une réglementation concernant le développement de médicaments pour la pédiatrie (FDA 2002 ; European Union 2008). Au contraire, en Inde il n'y a pas d'exigences spécifiques en soi pour la conduite d'essais cliniques sur la population pédiatrique (Jain *et al.* 2013). Ainsi, pas moins de 49 bébés (dont beaucoup n'avaient même pas fêté leur premier anniversaire) sont morts entre 2006 et 2008, alors qu'ils étaient soumis à des essais cliniques à l'Institut Indien des Sciences Médicales (Sinha 2008). Au total, 4 142 enfants (dont les deux tiers avaient moins d'un an) ont été enrôlés dans 42 études cliniques pour tester différents types de nouveaux médicaments. Les pathologies visées allaient de l'hypertension artérielle à l'encéphalite focale chronique (une inflammation du cerveau qui provoque des crises d'épilepsie et d'autres problèmes neurologiques). Les médicaments contre l'hypertension n'avaient jamais été administrés auparavant à des personnes de moins de 18 ans. Le rédacteur en chef d'une revue médicale indienne a déclaré que : « il était évident que les essais visaient à prolonger la durée de vie des brevets de produits dans les pays occidentaux, en utilisant des enfants indiens comme cobayes, sans conséquence bénéfique ni avantage pour l'Inde ».

6.3.7. *Accident en Argentine au cours des essais cliniques sur le Synflorix*

Si la mondialisation des essais cliniques de médicaments pour adultes n'a guère retenu l'attention, les essais menés à l'étranger sur les médicaments pour enfants l'ont encore moins attiré. En 2008, la firme pharmaceutique britannique GlaxoSmithKline a mené un essai clinique pour tester l'innocuité d'un nouveau vaccin (Synflorix), développé pour prévenir la pneumonie, les otites et d'autres maladies pneumococciques (Prymula et Schuerman 2009 ; Dagan *et al.* 2010 ; Tregnaghi *et al.* 2014). Il était destiné à concurrencer un vaccin existant. L'étude a été menée dans la province argentine de Santiago del Estero, habitée par une population de près d'un million, l'une des plus pauvres du pays. Au total, au moins 14 nourrissons inscrits à cet essai clinique sont décédés au cours des tests. Leurs parents, certains analphabètes, ont fait inscrire leurs enfants sans comprendre qu'ils participaient à une expérience médicale. Les médecins locaux qui ont persuadé les parents d'inscrire leurs bébés à l'essai auraient reçu 350 dollars par enfant. Aucun groupe indépendant n'a mené d'enquête ou pratiqué d'autopsie. Des décès ont aussi été enregistrés parmi des bébés enrôlés au Panama et au Chili (NBC News 2008 ; Lecrenier*et al.* 2020). La société pharmaceutique a soutenu que : « le taux de mortalité des enfants ne dépassait pas le taux dans les régions et les pays participant à l'étude ». Mais, elle a été condamnée à une amende par le gouvernement argentin, ainsi que les deux principaux investigateurs locaux engagés par elle. Il s'est avéré ensuite que le frère de l'un d'eux était le ministre provincial argentin de la Santé.

6.3.8. *L'accident causé par la molécule BIA 10-2474 (cannabinoïde)*

Les endocannabinoïdes sont des molécules chimiques sécrétées naturellement par le corps humain. Elles constituent un groupe d'une demi-douzaine de molécules qui interagissent au niveau de l'organisme avec des récepteurs (dit également cannabinoïdes) pour réguler de nombreuses fonctions comme le plaisir, la douleur, l'appétit ou l'anxiété. Diverses études ont démontré que les endocannabinoïdes ont un double rôle dans la santé humaine. D'une part, elles contribuent à l'étiologie de certaines maladies et d'autre part, elles jouent un rôle protecteur dans certains autres états pathologiques. Cela a suscité l'intérêt de développer des médicaments exogènes capables de moduler le système endocannabinoïde à des fins thérapeutiques. Les médicaments qui augmentent l'activité des endocannabinoïdes (tels que les agonistes des récepteurs cannabinoïdes et les agents modifiant le transport des cannabinoïdes ou inhibant leur métabolisme) pourraient avoir plusieurs indications thérapeutiques, comme : Des analgésiques, des hypnotiques, des anti-émétiques, des antihypertenseurs, des anti-asthmatiques, des anti-épileptiques, des neuroprotecteurs, des immunomodulateurs, des anti-inflammatoires, dans le cas du sevrage alcoolique et des troubles de l'alimentation (Fowler *et al.* 2001 ; Cravatt et Lichtman 2003 ; Lau et Vaughan 2014). Ainsi, ces molécules ont été extraites à partir de certains végétaux (comme le cannabis) ou fabriquées chimiquement (cannabinoïdes de synthèse). Il existe plusieurs dizaines de molécules cannabinoïdes de synthèse, dont la molécule BIA 10-2474. D'autres, malheureusement, ont été synthétisées par des narcotrafiquants.

L'essai thérapeutique incriminé concerne l'étude de l'effet de la molécule BIA 10-2474 sur la douleur neuropathique. Il a été conduit à Rennes (France) par une CRO portugaise (le laboratoire Biotrial). La phase I de l'essai a été entamée en juillet 2015 et a concerné un total de 128 volontaires sains âgés de 28 à 49 ans, dont 90 ont reçu le composé testé et les autres ont reçu un placebo. Depuis l'accident de Londres avec le TGN1412 en 2006, l'Agence Européenne des Médicaments a rédigé une recommandation d'administrer chaque dose d'un nouveau produit testé à un seul sujet à la fois (ANSM 2016 ; Mamane 2016). Mais le contenu de cette recommandation a été ignoré par l'ANSM qui a évalué le protocole de l'essai clinique. Ainsi, les participants ont été divisés en groupes de six à la fois, chez qui des doses différentes et croissantes de la molécule active ont été testées en comparaison au groupe placebo et en présence ou en absence d'une alimentation riche. En janvier 2016, un des volontaires a été hospitalisé dans un état grave et rapidement déclaré en état de mort cérébrale. Malgré cet accident, on a continué à administrer des doses supplémentaires aux cinq autres membres du groupe, ce qui a entraîné leur hospitalisation dans un état grave et ils ont développé des lésions cérébrales handicapantes irréversibles confirmées par l'imagerie par résonance magnétique (IRM). C'est uniquement à ce moment-là que l'essai a été arrêté (Kaur *et al.* 2016 ; Kerbrat *et al.* 2016 ; van Esbroeck *et al.* 2017). L'administration de la prochaine dose du médicament test aux personnes restantes après la survenue d'un EIG est un comportement contraire aux règles d'éthique car si l'essai avait été arrêté immédiatement après la survenue du premier EIG, les cinq autres victimes n'auraient pas souffert et auraient été sauvées (Butler et Callaway 2016).

Plusieurs journaux et moyens d'information français ont relaté ce fait tragique. Selon l'ANSM, l'histoire des essais cliniques compte de nombreux cas d'EIG. Mais l'accident survenu le 15 janvier 2016 lors de cet essai thérapeutique près de la ville de Rennes est sans précédent en France et dans d'autres pays. Le ministre de la Santé de l'époque l'a qualifié dans les mêmes termes presque, en déclarant que : « l'accident survenu est d'une gravité sans précédent, je n'ai connaissance d'aucun événement comparable, c'est inédit ». Le directeur juridique de l'ONIAM (l'organisme public chargé d'indemniser les victimes d'accidents médicaux) a précisé à l'AFP que : « chaque année, des milliers de volontaires participent à de tels essais cliniques, mais que les accidents sont rares. L'on a fait une recherche dans nos dossiers et on a retrouvé sur les quinze dernières années moins de 10 cas en France, avec des conséquences infiniment moins graves que ce qui est décrit pour cet accident » (Eddleston*et al.* 2016 ; Touraine 2016 ; ONIAM 2018).

Suite à cet accident tragique, le laboratoire Bial a abandonné définitivement ses recherches sur cette molécule. Des enquêtes judiciaires et administratives ont été initiées ensuite pour blessures involontaires.

RÉCAPITULATIF, CONCLUSION ET PERSPECTIVES

La recherche médicale sur des sujets humains est nécessaire à la production et l'enrichissement des connaissances médicales susceptibles d'apporter des avancées thérapeutiques au profit des individus et de la santé publique. Les professionnels de la santé insistent sur le fait que sans les essais cliniques, il n'y aurait pas de nouveaux traitements (préventifs ou curatifs) adéquats pour des maladies graves telles que le cancer, la sclérose en plaques, l'arthrite, certaines maladies infectieuses (SIDA, COVID-19, hépatites, etc.) et autres. À ce propos, la directrice adjointe des essais cliniques au collège universitaire de Londres (Dr Sarah Meredith) a déclaré que : « dans le monde entier, des millions de personnes atteintes de maladies, telles que le cancer et le VIH, vivent maintenant plus longtemps parce que les études cliniques ont permis de trouver de meilleurs moyens de traiter ces maladies » (Bagot, 2015). Cependant, pour qu'elles soient universellement acceptées, de telles activités de recherche médicale doivent être conçues pour créer des connaissances scientifiques importantes, qu'elles maximisent les avantages potentiels des produits thérapeutiques pour les sujets et, plus important encore, qu'elles minimisent leurs risques. Le fondement de toute activité de recherche clinique et des domaines qui lui sont attachés (aspects techniques, logistiques, financiers, réglementaires et autres) doit toujours être le respect des droits des êtres humains et de leur bien-être.

Selon l'*International Committee of Medical Journal Editors*, la recherche clinique est définie comme « tout projet de recherche qui assigne de manière prospective des groupes de sujets humains à des interventions et des comparaisons pour étudier la relation de cause à effet entre une intervention médicale et les résultats pour la santé » (Modjarrad 2016). En 1865, le physiologiste français Claude Bernard a publié le livre Introduction à l'étude de la médecine expérimentale (Bernard 1865). La mission de Bernard était de remettre en question la pensée des professionnels de la santé et de les inciter à envisager d'appliquer des principes scientifiques à leurs normes de soins. Le désir de connaissance et d'investigation des causes et des effets était inclus dans le récit de Bernard, initiant une théorie scientifique substantielle. Bernard a écrit : « pour apprendre, nous devons nécessairement raisonner sur ce que nous avons observé, comparer les faits et les juger par d'autres faits comme contrôles ». Son objectif d'établir la méthode scientifique en médecine est finalement devenu la pierre angulaire des opérations d'essais cliniques modernes basées sur des principes scientifiques solides. À cette époque, nous commençons à voir de nouveaux éléments introduits dans les essais cliniques, qui non seulement suivent des méthodes scientifiques solides, mais améliorent également la validité des données des essais. Une approche systématique et précise, utilisant des groupes comparatifs et une méthode scientifique, a permis un mécanisme plus sophistiqué d'essais cliniques. La mise en œuvre d'un placebo a marqué aussi un changement et une avancée importante dans l'histoire de la recherche médicale et dans la quête des essais cliniques à identifier les avantages positifs des traitements médicamenteux actifs. L'essai sur la patuline (un extrait de Penicillium patulinum), qui a été étudiée par le *Medical Research Council* du Royaume-Uni de 1943 à 1944 comme traitement potentiel contre le rhume, était probablement le premier essai comparatif en double aveugle (Clarke 2006 ; Bhatt 2010), qui a servi de modèle pour les essais cliniques ultérieurs (Chalmers et Clarke 2004). La randomisation a éradiqué le biais, fréquemment observé, selon lequel les cliniciens placeraient les patients en meilleure santé dans le groupe expérimental et les patients les plus malades dans le groupe témoin. Les résultats des tests d'Austin Bradford Hill et Philip Hart en 1946, sur la streptomycine comme traitement de la tuberculose, ont marqué le début de l'utilisation quasi universelle de la randomisation dans les essais cliniques. Ainsi, pendant plusieurs centaines d'années, les aspects scientifiques de la conduite des essais cliniques et les progrès médicaux associés ont continué à s'améliorer progressivement, en particulier à partir du début des années 1900. Les expériences regrettables, scandaleuses et inhumaines ont jalonné (en temps de paix) l'histoire de la recherche biomédicale et ont malheureusement fait passer la science avant l'humanisme (Krifi 2024). Elles ont en même temps contribué à concentrer davantage l'attention sur l'éthique des essais cliniques et la naissance de ses multiples référentiels. Cependant, cette même histoire de la médecine (et de l'expérimentation médicale) et l'histoire de la bioéthique (ou de la législation médicale) ont démontré qu'il y a toujours eu des obstacles éthiques, bioéthiques ou juridiques aux actions immorales, et qu'ils ont, en un sens, précédé ces actions. Ils ont parfois été efficaces pour empêcher les gens de faire des expériences injustifiées sur des êtres humains, mais malheureusement dans la plupart du temps, ils ont été incommensurablement ignorés et outrepassés d'où les accidents et les préjudices condamnables (Bhatt 2010 ; Modjarrad 2016). La compréhension de l'histoire de la recherche médicale et de l'évolution progressive de la méthodologie scientifique dans les essais cliniques (la comparaison des interventions, la randomisation, la mise en aveugle, les placebos, etc.) peut aider à mettre les chercheurs face à leurs responsabilités scientifiques et morales (éthiques) quand ils mènent des recherches sur des sujets humains pour éviter ou minimiser les préjudices.

Les accidents (parfois mortels) liés aux essais cliniques couramment enregistrés illustrent parfaitement un fait qu'aucun médicament n'est jamais parfaitement sûr et que tous les médicaments utilisés pour la première fois chez l'homme doivent être traités comme des molécules à haut risque. Cette réalité doit inquiéter les autorités réglementaires et tout le personnel de la santé (chercheurs pharmaceutiques, investigateurs, prescripteurs, etc.) qui doivent en prendre compte chaque fois qu'ils utilisent ces produits dans le cadre des traitements et surtout études cliniques. Ceci nécessite que plus d'importance doit être accordée aux données précliniques par le promoteur, l'investigateur, le comité d'éthique et les autorités réglementaires. Des études approfondies au laboratoire et sur des modèles animaux appropriés doivent être menées préalablement à l'essai clinique. Des études pharmacologiques précliniques suffisantes doivent être menées sur une gamme de doses suffisamment large qui soit assez prédictive de l'efficacité thérapeutique future dans la vie réelle. Plus précisément à ce stade, les études toxicologiques doivent être des plus rigoureuses. Tous les produits, même ceux supposés être à faible risque, devraient être préalablement évalués chez des primates les plus proches de l'homme (tels que les chimpanzés ou les bonobos) pour prédire les éventuels effets toxiques. Une fois qu'un médicament est confirmé comme « sûr et efficace » dans des études précliniques, il est testé sur des volontaires humains en bonne santé pour les premiers essais sur l'homme. Les mots « sécurité » et « sûr » dans l'usage courant indiquent l'absence de préjudices, même minimes. On estime qu'il existe une perception erronée, en particulier de la part du public, selon laquelle une fois qu'un médicament arrive sur le marché, il est, ou devrait être, sans risque. Cependant, le qualificatif « sûr et efficace » est-il suffisant pour définir de manière précise la relation bénéfice-risque d'un produit thérapeutique ? Cette description ne peut-elle pas être trompeuse ? Les essais cliniques randomisés sont le seul moyen fiable, avec la pharmacovigilance, d'estimer le rapport bénéfices/risques de tout traitement et de savoir s'il est bénéfique aux patients ou s'il existe des effets secondaires ou d'autres effets indésirables délétères. Dans les essais cliniques ou dans la pharmacovigilance post-approbation des produits thérapeutiques, les patients sont surveillés pour enregistrer la présence éventuelle de moindre préjudice (et non de sécurité) que les différentes phases des études cliniques n'ont pu détecter. Les données de la pharmacovigilance sont examinées pour évaluer la probabilité d'un tel préjudice, en d'autres termes le risque associé au traitement. Dans ce sens, le risque et le préjudice sont des concepts relatifs à l'individu. Les patients et les sujets d'essais cliniques auront différents niveaux « acceptables/tolérables » de préjudice ou de risque, car après tout, c'est le bon équilibre entre les avantages et les risques qui détermine non seulement le processus de recherche, mais aussi l'utilisation de tout médicament commercialisé. Plus le rapport bénéfices/risques s'éloigne positivement de l'équilibre plus le produit thérapeutique est considéré comme bénéfique et moins préjudiciable pour le patient.

Les essais cliniques de médicament nécessitent obligatoirement des individus sains et des patients volontaires, dont l'implication est importante pour les progrès de la médecine. En conséquence, ils doivent être réalisés dans le strict respect des règles et des exigences de bonnes pratiques cliniques et de l'éthique. Le choix des volontaires recrutés est d'une importance capitale pour la réussite de l'étude clinique et la fiabilité de ses résultats. Pour chacune de ses phases, la sélection, l'inclusion, l'exclusion et le suivi des volontaires et des patients doivent être sans failles. Ainsi, il est nécessaire :

- De respecter scrupuleusement les réglementations et les directives (nationales et internationales) régissant la conduite des essais cliniques,
- de recruter des patients dont le profil est (idéalement) le même que celui de ceux qui seront traités à l'avenir par le médicament étudié,
- de choisir une population de sujets la plus adaptée pour certains composés testés,
- d'évaluer l'aptitude des volontaires avant d'être acceptés dans l'essai et que l'évaluation doit se faire par rapport à un ensemble strict de critères d'éligibilité qui ont été prédéterminés et approuvés par l'agence réglementaire nationale de médicament,
- d'informer pleinement les volontaires recrutés du traitement, des effets indésirables connus et de tout risque potentiel,
- que les volontaires doivent consentir au traitement, normalement par écrit, et que le processus de consentement doit être rigoureux et approuvé par un comité d'éthique,
- de surveiller constamment la sécurité des sujets au cours de l'essai clinique,
- de collecter et de notifier les informations concernant la sécurité clinique des sujets. Tout événement indésirable (grave ou non) doit être enregistré et correctement étudié,
- que les pratiques qui dérogent à ces règles de base et les accidents enregistrés au cours des essais doivent susciter de nouvelles réflexions sur les règles de bonnes pratiques cliniques et d'éthique (Mackenzie et Paget 2015).

Malgré les accidents rapportés et les risques encourus par les volontaires, les expériences médicales se poursuivent encore de nos jours (et se poursuivront sûrement à l'avenir) sur une population occidentale, mais de plus en plus sur celle des pays pauvres du tiers monde (Chippaux 2004a et b). En effet, la population de ces derniers pays est devenue la cible privilégiée des firmes pharmaceutiques et un système de tests y est en plein essor. Les grands fabricants occidentaux de médicaments traversent les frontières avec un examen gouvernemental souvent limité. Ils payent des médecins locaux qui vont superviser les expériences cliniques et tester, à moindre coût, les médicaments sur des milliers de personnes. Généralement, les personnes inscrites dans un essai clinique sont des patients souffrants d'une maladie qui pourrait être traitée avec le nouveau médicament objet du test. Cependant, très tôt dans le développement

d'un nouveau médicament, il n'est pas rare que les participants à l'essai soient des volontaires en bonne santé. Ainsi, le développement de ce système de test dans les pays pauvres est motivé par plusieurs raisons, qui peuvent être résumées comme suit :
- L'existence d'un important réservoir de sujets humains, susceptibles de se porter volontaires,
- la facilité de trouver un grand nombre de personnes malades sur lesquelles on peut tester des médicaments non approuvés,
- les habitants s'inscrivent plus facilement à ces essais car ils ont besoin d'argent et aussi pour qu'ils puissent accéder aux soins de santé,
- les expériences peuvent être effectuées avec le moindre coût, plus rapidement, avec moins de paperasserie et de contraintes réglementaires et loin d'une surveillance indépendante et des regards critiques,
- certaines de ces différentes raisons donnent la possibilité aux entreprises pharmaceutiques d'abandonner les produits thérapeutiques moins prometteurs et de rechercher plus tôt ceux les plus rentables.

En conséquence, sans nier son importance médicale pour les malades et leurs besoins de nouveaux traitements, le système des essais cliniques développé dans les pays pauvres semble être dominé essentiellement par des intérêts privés visant en grande partie à favoriser l'économie et à apporter de nouvelles sources de revenus aux entreprises pharmaceutiques. En effet, ce système contribue (à moindre coût) à accélérer la mise sur le marché de nouveaux médicaments qui seront principalement vendus aux patients des pays riches à des prix parfois exorbitants. D'autre part, ce système est mal contrôlé et largement non inspecté par les agences réglementaires influentes (FDA, AEM ou autres) qui ont une autorité limitée (car elle s'arrête généralement à la frontière) et ne disposent pas souvent de ressources pour des enquêtes policières à l'étranger. Les expériences impliquant des médicaments à risque se déroulent avec peu de contrôle indépendant. Le contrôleur est à la fois celui qui produit, teste et tire les conclusions. Malheureusement, plusieurs faits ont démontré que certaines firmes pharmaceutiques omettent généralement de déclarer les données défavorables (immédiates) de leurs médicaments que les essais cliniques ont permis de mettre en évidence (Krifi 2022 a et b). De son côté, le professeur Carl Heneghan (Directeur de l'*Evidence-Based Medicine*

Center de l'Université d'Oxford) a déclaré : « étant donné que les SUSAR sont inattendues, il est difficile de minimiser leur risque d'emblée. Mais une fois qu'ils se sont produits, les enquêteurs de l'essai, les promoteurs et l'organisme de réglementation essaient tous de minimiser leur survenance à l'avenir » (Bagot 2015). La FDA exige que les patients participant à de tels tests, quel que soit leur lieu de résidence, consentent pleinement aux expériences si les résultats doivent être utilisés pour obtenir une AMM sur le marché des États-Unis. Cependant, bien que de nombreux tests menés dans les régions du tiers monde aient été réalisés avec soin et aient servi à accélérer la mise au point de médicaments vitaux, d'autres au contraire, ont été mal réalisés et ont ignoré la règlementation afférente. Concernant la fiabilité des résultats rapportés, les régulateurs américains affirment que les inspections effectuées dans les pays en développement révèlent plus de problèmes d'intégrité des données et de consentement éclairé que celles menées aux États-Unis. Des patients pauvres, peu éduqués et ayant désespérément besoin d'un traitement médical sont testés sans comprendre (ou sans savoir) qu'ils sont des cobayes et parfois de manière peu (ou non) respectueuse des règles d'éthique et en absence des protections de base. En plus, ce système a trop souvent trahi ses promesses envers les patients et les consommateurs car les soins médicaux de qualité promis se sont parfois avérés, absents, inabordables, ou carrément gravement préjudiciables. Ainsi, malgré les recommandations, les règles et les exigences des différents référentiels d'éthique, des infractions récentes ont été commises au cours des essais cliniques délocalisés dans les pays pauvres. Ceci prouve que nous pouvons continuer à nous attendre à enregistrer des actions et des décisions immorales à l'avenir, surtout que les essais cliniques sont de nos jours devenus une véritable industrie. Les firmes pharmaceutiques les sous-traitent à des CRO privés dont la survie est tributaire des profits financiers provenant de la réalisation de ces essais. Ils sont parfois budgétisés indirectement (totalement ou partiellement) par l'industrie pharmaceutique.

La tendance actuelle vers une médecine fondée sur des preuves et vers la multiplication des tests de divers produits et substances (pour le profit ou pour la gloire) vont encore accentuer le besoin d'expérimenter sur des êtres humains. Cette augmentation spectaculaire des essais en masse de médicaments a fait que les régulateurs nationaux et internationaux ont eu du mal à suivre le rythme. Elle a également laissé les portes ouvertes aux possibilités d'erreurs, de mauvaise gestion, au conflit d'intérêts et aux fraudes pures et simples de sorte que les accidents mortels au cours des essais cliniques sont toujours, et de plus en plus, observés. De toute façon, la médication de masse actuelle de notre vie est en soit, et à tout égard, une large expérience médicale dont les conséquences et les conclusions (bénéfiques ou maléfiques) sont souvent tirées par la pharmacovigilance. L'utilisation exceptionnelle (EUA : *Emergency Use Authorization*) des différents types de vaccin dans les campagnes massives de vaccination contre la COVID-19 est la meilleure illustration de ce phénomène, où on peut considérer que la population mondiale a été utilisée (à ses risques et périls) comme des cobayes pour réaliser les phases II-IV des essais cliniques de ces vaccins. Les comités d'éthique de la recherche (*Research Ethics Boards* : REB) et les organismes de réglementation, les hôpitaux et les universités réviseront probablement un bon nombre de leurs politiques et procédures pour assurer la sécurité de tous les participants aux essais cliniques, qu'il s'agisse de volontaires en bonne santé ou de patients, et la divulgation de tous les risques d'une étude avant l'obtention du consentement. La honte que suscite la découverte d'expériences médicales scandaleuses et notoirement inhumaines a contribué à faire évoluer les normes bioéthiques et juridiques. Des garde-fous réglementaires, juridiques et moraux ou bioéthiques ont été érigés pour baliser le parcours de l'expérimentation sur l'humain. Malheureusement, les garde-fous juridiques et bioéthiques permettant d'éviter (ou de limiter) les dérives au cours des essais cliniques ne sont pas partout les mêmes. Les nations peuvent avoir des notions différentes de l'éthique, de la bioéthique, du droit et de la juridiction. C'est précisément pour cette raison qu'il est important de prendre en compte les différents appels qui plaident pour une équité universelle dans la protection de l'être humain, loin des circonstances raciales, régionales et sociales dans lesquelles l'expérimentation médicale sera réalisée. Les garde-fous moraux, réglementaires et juridiques doivent être partout les mêmes, respectés par tous et équitablement appliqués. C'est dans ce cadre que la recherche clinique sur l'humain continuera très probablement longtemps, jusqu'à ce que la science permette de trouver un model suffisamment fiable pour supplanter l'Homo-Cobayeur. Alors que nous avançons vers une nouvelle ère de recherche clinique, il est essentiel que les chercheurs aient connaissance et se souviennent du passé, long et riche d'événements heureux et malheureux, qui nous ont conduit au point où nous sommes actuellement.

ABRÉVIATIONS

AAV : Adeno-Associated Virus
AAVAC : Association d'Aide aux Victimes d'Accidents Corporels
ACHRE : Advisory Committee *on* Human Radiation Experiments
ACSI : Army Assistant Chief-of-Staff for Intelligence
ADE : Adverse Drug Events
ADN : Acide Désoxyribonucléique
AEC : Atomic Energy Commission
AEM : Agence Européenne deMédicaments
AFMP. Agence Fédérale des Médicaments et des Produits de santé
AFSSPS : Agence française de sécurité sanitaire des produits de santé
AHRP : Alliance for Human Research Protection
AHRQ : Agency for Healthcare Research and Quality
AMA :American Medical Association
AMM : Autorisation de Mise sur le Marché
ANSM : Agence Nationale de Sécurité du Médicament et des produits de santé
ASPE : Assistant Secretary for Planning and Evaluation
ASPS : American Society of Plastic Surgeons
ASSM : Académie Suisse des Sciences Médicales
AVC : Accidents Vasculaires Cérébraux
AVM : Malformation Artérioveineuse
AZT : Azidothymidine (ou Zidovudine)
BBL : Brazilian Butt Lift
BCG : Bacille Calmette-Guérin
BMGF : Bill and Melinda Gates Fondation
BMJ : British Medical Journal
BPC : Bonnes Pratiques Cliniques
CAFE : Comparison of Atypicals in First Episode
C-Clin : Centre de Coordination de la Lutte contre les Infections nosocomiales
CCPPRB : Comité Consultatif de Protection des Personnes dans la Recherche Biomédicale
CDC : Centers for Disease Control and Prevention
CE : Conformité Européenne

CHRB : Convention on Human Rights and Biomedicine
CHU : Centre Hospitalo-Universitaire
CIA : Central Intelligence Agency
CIM : Classification Internationale des Maladies
CIOMS : Council for International Organizations of Medical Sciences
CMR : Committee on Medical Research
CMS : Medicaid and Medicare Services
CONSORT : Consolidated Standards of Reporting Trials
CRF : Case Report Forms
CRN : Clinical Research Network
CRO : Contract Research Organization
CRPV : Centres Régionaux de Pharmacovigilance
cVDPV2 : circulating Vaccine-Derived type 2 Poliovirus
DAI : Défibrillateur Automatique Implantable
DGS : Direction Générale de la Santé
DIA : Department of Indian Affairs
DOE : Department of Energy
DoH : Déclaration d'Helsinki
DREES : Direction de la recherche, des études, de l'évaluation et des statistiques
EI : Événements Indésirables
EIG : Événements Indésirables Graves
EIM : Événements Indésirables Médicamenteux
EMEA: European Medicines Evaluation Agency
EMIR : Effets indésirables des médicaments : incidence et risques
ENEIG : Étude Nationale sur les Événements Indésirables Graves
ERDA : Energy Research and Development Administration
EUA : Emergency Use Authorization
FDA : Food and Drug Administration
FIDELITY : Finnish Degenerative Meniscal Lesion Study
GAO : General Accountability Office
GAVI : Alliance mondiale pour les vaccins et la vaccination
GCP. Good Clinical Practice
GHITF : Global Health Innovative Technology Fund
GI : Ground Infantry
GPEI : Global Polio Eradication Initiative
GSK : Glaxo-SmithKline
HAI : Healthcare-Associated Infections

hCG : Human Chorionic Gonadotriphin
HCUP : Healthcare Cost and Utilization Project
HHS : Human Health Services
HLI : Human Life International
HTLV : Human T-cell Lymphotropic Virus
ICH : International Conference on Harmonisation
ICIJ : Consortium International de Journalistes d'Investigation
ICMR : Indian Council of Medical Research
IDH : Infectious Deseases Hospital
IJRC : International Justice Resource Center
IMDD : International Medical Devices Database
INCa : Institut National du Cancer
IOM : Institute of Medicine
IRB : Institutional Review Board
IRM : Imagerie par Résonance Magnétique
ISAPS : International Society of Aesthetic Plastic Surgery
IVG : Interruption Volontaire de Grossesse
JAMA : Journal of the American Medical Association
JCDH : Jewish Chronic Disease Hospital
LAGC : Lymphome Anaplasique à Grandes Cellules
LAGC-AIM : Lymphome Anaplasique à Grandes Cellules Associé au Implant Mammaire
LSD : Lysergic acid diethylamide
MAB : Monoclonal Antibody
MAUDE : Manufacturer and User Device Experience
MED : Manhattan Engineer District
MHRA: Medicines and Healthcare products Regulatory Agency (Royaume-Uni)
MIT : Massachusetts Institute of Technology
MSF : Médecins Sans Frontières
MST : Maladies Sexuellement Transmissibles
NBAC : National Bioethics Advisory Commission
NBC : National Broadcasting Company
NCCN : National Comprehensive Cancer Network
NCHS : National Centre for Health Statistics
NCI : National Cancer Institute
NEJM : New England Journal of Medicine
NIBSC : Institut National de Normalisation et de Contrôle Biologique

NIH : National Institutes of Health
NIHR : National Institutes for Health and Care Reserch
NPSF : National Patient Safety Foundation
OCDE : Organisation de Coopération et de Développement Économiques
OHRP. Office for Human Research Protections
ONG : Organisation Non Gouvernementale
ONIAM : Office National d'Indemnisation des Accidents Médicaux
OMS : Organisation Mondiale de la Santé
ON : Organisme Notifié
ONU : Organisation des Nations Unies
OPS : Organisation Panaméricaine de la Santé
OPEPS : Office Parlementaire d'Évaluation des Politiques de Santé
OPRR : Office for Protection from Research Risks
OSRD : Office of Scientific Research and Development
OTA : Office of Technology Assessment
OTC : Ornithine Transcarbamylase
PATH : Programme for Appropriate Technology in Health
PEV : Programme Élargi de Vaccination
PHS : Public Health Service
PIAA : Physician Insurers Association of America
PIB : Produit Intérieur Brut
PIP. Poly Implant Prothèse
PMA : Procréation Médicalement Assistée
PMIC : Commission d'Inspection du Premier ministre
PoP : Pelvic Organ Prolapse
PVH : Papillomavirus Humain
QI : Quotient Intellectuel
REB : Research Ethics Boards
REC : Research Ethics Committee
RESIST : Réseau d'Entraide, Soutien et Informations sur la Stérilisation Tubaire
RIPH : Recherche Impliquant la Personne Humaine
RNMH : Ratio Normalisé de Mortalité Hospitalière
ROR : Rougeole-Oreillons-Rubéole
SAE : Serious Adverse Events
SAPS : American Society of Plastic Surgeons

SAR : Suspected Adverse Reaction
SARM : Methicillin-resistant Staphylococcus aureus
SENIC : Study on the Efficacy of Nosocomial Infection Control
SEP : Sclérose En Plaques
SFPC : Société Française de Pharmacie Clinique
SHAD : Shipboard Hazard and Defense
SIDA : Syndrome d'Immunodéficience Acquise
SUI : Stress Urinary Incontinence
SUSAR : Serious Unexpected Suspected Adverse Reactions
TAVI : Implantation Transcathéter d'une Valve Aortique
TBI : Total Body Irradiation
TCR : T Cell Receptor
TDM : Tomodensitométrie
TEV : Thrombo-Embolies Veineuses
TGA : Therapeutic Goods Administration
TVM : Maillage Médical Transvaginal
UMC : Uppsala Monitoring Centre
UNDP : United Nations Development Programs
UNESCO : Organisation des Nations Unies pour l'Éducation, la Science et la Culture
UNICEF : United Nations International Children's Emergency Fund
USA : United States of America
uSAE : Unrelated Serious Adverse Events
VAERS : Vaccine Adverse Event Reporting System
VIH : Virus de l'Immunodéficience Humaine
WHO : World Health Organization
WMA : World Medical Association

RÉFÉRENCES BIBLIOGRAPHIQUES

Abadie, R. (2010). *The Professional Guinea Pig : Big Pharma and the Risky World of Human Subjects*. Durham, NC : Duke University Press.

AFCRO (2022). *Les chiffres clés de la recherche cliniqueen France : la place de la France en Europe*. Les Entreprises de la Recherche Clinique, 17mars.

Agrawal, M., Grady, C., Fairclough, D.L., Meropol, N.J., Maynard, K., Emanuel, E.J. (2006). Patients' decision- making process regarding participation in phase I oncology research. *J. Clin Oncol.*, 24(27), p. 4479- 4484.

Aguilera, B., DeGrazia, D., Rid, A. (2020). Regulating international clinical research: an ethical framework for policy-makers. *BMJ Glob Health*, 5(5), p. e002287.

Albarelli Jr., H. P. (2009). *A Terrible Mistake: The Murder of Frank Olson and the CIA's Secret Cold War Experiments*. Trine Day.

Allen, E.N., Chandler, C.I., Mandimika, N., Leisegang, C., Barnes, K. (2018). Eliciting adverse effects data from participants in clinical trials. *Cochrane Database Syst. Rev.*, 1(1) : MR000039.

Allodocteurs (2015). En Inde, des essais cliniques à hauts risques. *La rédaction d'Allodocteurs.fr*, 02 décembre.

Almeida, L., Azevedo, B., Nunes, T., Vaz-da-Silva, M., Soares-da-Silva, P. (2007). Why healthy subjects volunteer for phase I studies and how they perceive their participation ? *Eur. J. Clin. Pharmacol.*, 63 (11), p. 1085-1094.

AMA (American Medical Association) Judicial Council (1946). Supplementary Report of the Judicial Council of the American Medical Association. *Journal of the American Medical Association*, 132, p. 1090.

Ambroise J.R. and Broeck, S. (2015). *Black knowledges/ Black struggles : Essays in critical epistemology*. Liverpool University Press.

American Academy of Pediatrics (1995). Informed consent, parental permission, and assent in pediatric patients. *Pediatrics*, 95, p. 314-317.

Amiel, P. (2009). Expérimentations médicales : les médecins nazis devant leurs juges, p. 431-444. Dans François Vialla (dir), *Les Grandes Décisions du droit médical*, Paris, LGDJ.

Amiel, P. et Vialla, F. (2009). La vérité perdue du "code de Nuremberg" : réception et déformations du "code de Nuremberg" en France. *Revue dedroit sanitaire et* social, 4, p. 673-687.

Amiel, P. (2011). Code de Nuremberg : texte original en anglais, traductions et adaptations en français. Dans : *Des cobayes et des hommes : expérimentation sur l'être humain et justice*. Paris, Belles Lettres. Appendice électronique http://descobayesetdeshommes.fr/Docs/NurembergTrad

Angell, M. (1988). Ethical imperialism? Ethics in international collaborative clinical research. *N. Engl. J. Med.*, 319, p:1081-1083.

Angell, M. (1999). Investigators' responsibilities for human subjects in developing countries. Éditorial *New England Journal of Medicine*, 342, p. 967.

Angell, M. (2004). *The Truth About the Drug Companies : how they deceive us and what to do about it.* Kindle Edition (Sold by: Random House LLC, New York).

Annas, G.J. (1992). The Changing Landscape of Human Experimentation : Nuremberg, Helsinki, and Beyond. *Health Matrix Clevel*, 2(2), p. 119-140.

ANSM (2016). *Essai clinique BIA-102474-101du laboratoire BIAL : Publication du protocole clinique - Point d'Information.* Agence nationale de sécurité du médicament et des produits de santé.

ANSM (2021). *Répertoires des essais cliniques de médicaments.* Agence nationale de sécurité du médicament et des produits de santé, 25 mai.

Arai, R.J., Mano, M.S., de Castro, G., Estevez Diz, M.DP., Gehm Hoff, P.M. (2010). Building research capacity and clinical trials in developing countries. *The Lancet Oncology*, 11(8), p. 712-713.

ASPE (2014). *Examination of Clinical Trial Costs and Barriers for Drug Development.* Assistant Secretary for Planning and Evaluation, 24 juillet.

Associated Press (2006). Ethicists blast study testing fake blood. *AP (Health News)*, 2 mars

Attarwala, H. (2010). TGN1412 : From Discovery to Disaster.*J. Young Pharm.*, 2(3), p. 332-336.

Aursnes, I., Tvete, I.F., Gaasemyr, J. *et al.* (2006). Even more suicide attempts in clinical trials with paroxetine randomised against placebo. *BMC Psychiatry*, 6, p. 55.

Bagot, M. (2015). Trial and error : Thousands left seriously ill or disabled by clinical tests of new drugs. *Mirror*, 11 juin.

Barbui, C., Furukawa, T.A., Andrea Cipriani, A. (2008). Effectiveness of paroxetine in the treatment of acute major depression in adults: a systematic re-examination of published and unpublished data from randomized trials. *CMAJ*, 178 (3), p. 296-305.

Barlett, D.L. and Steele, J.B. (2011). Deadly Medicine (features). *Vanity Fair*, janvier.

Barry, M. (1988). Ethical considerations of human investigations in developing countries: the AIDS dilemma. *N. Engl. J. Med.*, 319, p. 1083-1086.

Beauchamp, T. and Childress, J. (2009). *Principles of biomedical ethics*. Oxford : Oxford University Press.

Beecher, H. K. (1966). Ethics and clinical research. *The New England Journal of Medicine*, 274, p. 1354-1360.

Beecher, H.K. (1968). Medical research and the individual. In Edward Shils (ed.), *Life or Death : Ethics and Options*. Portland, Or., Reed College. pp. 133.

Beecher, H.K. and Dorr, H. I. (1970). *Research and the Individual: Human Studies*. Little, Brown

Bekelman, J.E., Li, Y. and Gross, C.P. (2003). Scope and impact of financial conflicts of interest in biomedical research: a systematic review. *JAMA,* 289 (4), p. 454- 465.

Bélanger, M. (1983). *Droit international de la santé*. Paris, Economica.

Benedetti, S. (2014). 2061 décès attribués aux essais cliniques en Inde. *L'Express*, 12 février.

Berche, P. et Lefrere, J.J. (2010). L'enquête Tuskegee sur la syphilis. *La Presse Médicale*, 39, p. 1324-1329.

Bergmann, F., Matzneller, P., Weber, M., Yeghiazaryan, L., Fuereder, T., Weber, T., Zeitlinger, M. (2022). Perception of clinical research among patients and healthy volunteers of clinical trials.*European Journal of Clinical Pharmacology*, 78, p. 1647-1655.

Berlin correspondent (1931). The Lübeck trial. *Lancet*, 218, p. 927-928.

Berlin correspondent. (1932). The Lübeck trial. *Lancet*, 219, p. 102.

Bernard, C. (1865). *An introduction to the study of experimental medicine*. Institute of Neurology. Rockefeller Medical Library.

Bhaskar, R., Reitman, D., Sacks, H.S., Smith, H., Chalmers, T.C. (1986). Loss of patients in clinical trials that measure long-term survival following myocardial infraction. *Controlled Clinical Trials*, 7(2), p. 134-148.

Bhatt, A. (2010). Evolution of clinical research : a history before and beyond james lind. Perspectives in clinical research, 1(1), p. 6-10.

Bhutta, Z.A.. (2002). Ethics in international health research: a perspective from the developing world. *Bull. World Health Organ.*, 80, p: 114-120

Biswas, R. (2013). Over 2,500 Deaths During Indian Clinical Trials. *Inter Press Serv. News Agency*, 5 novembre.

BMJ (1996). Nuremberg Doctor's Trial. *British Medical Journal*, 313(7070), p:1445-1475.

Bonah, C. and Menut, P. (2004). BCG vaccination around 1930 : dangerous experiment or established prevention ? Debates in France and Germany. In : Roelcke V, Maio G, editors. *Twentieth century ethics of human subjects research. Historical perspectives on values, practices, and regulations*. Stuttgart : Franz Steiner Verlag. http://books.google.com.au/books

Bongrand, P-Ch. (2011). *L'expérimentation sur l'homme : sa valeur scientifique et sa légitimité* (Thèse pour le doctorat en médecine, soutenue le 27 janvier 1905 devant la Faculté de médecine et de pharmacie de Bordeaux). Présenté par Fagot-Largeault, A. et Amiel (2011). Presses de l'Institut Gustave Roussy, ISBN 978-2-919439-00-3 (Collection santé/recherche dirigée par Philippe Amiel)

Boouvenot, G. et Vray, M. (2006). *Essais cliniques : théorie, pratique et critique*, Lavoisier, p. 2-3.

Bothwell, L.E., Podolsky, S.H. (2016). The emergence of the randomized, controlled trial. *N. Engl. J. Med.*, 375, p. 501-504.

Bradford H. G. (1975). *Human Subjects in Medical Experimentations : A sociological study of the conduct and regulation of clinical research.* Wiley.

Broome, M.E. and Stieglitz, K.A. (1992). The consent process and children. *Research in Nursing & Health*, 15, p. 147-152.

Brown, B.W. Jr. (1979). *Statistical controversies in the design of clinical trials*. Eastern North American Region of the Biometric Society, New Orleans, LA, April 12

Butler, D. and Callaway, E. (2016). Scientists in the dark after French clinical trial proves fatal. *Nature*, 529, p. 263-264.

Caplan, A.L. (1991). *When Medicine Went Mad : Bioethics and the Holocaust*. Totowa: Humana Press.

Carome, M. (2014). Unethical Clinical Trials Still Being Conducted in Developing Countries. *HUFFPOST*, 3 décembre.

Cato, A. (1987). Premarketing adverse drug experiences: data management procedures. Unexpected death occurring early in clinical trials. *Drug Inf. J.*, 21, p:3- 7.

Chadwick, G.L. (1997). Historical perspective : Nuremberg, Tuskegee, and the radiation experiments. *Int. Assoc. Physicians AIDS Care*, 3 (1), p. 27-28.

Chalmers, I. and Clarke, M. (2004). Commentary: the 1944 patulin trial: the first properly controlled multicentre trial conducted under the aegis of the British Medical Research Council. *International journal of epidemiology*, 33(2), p. 253-260.

Chen, S.C., Sinaii, N., Bedarida, G., Gregorio, M.A., Emanuel, E., Grady, C. (2017). Phase 1 healthy volunteer willingness to participate and enrollment preferences. *Clinical Trials*, 14(5), p. 537-546.

Childress, J.F. (2000). Nuremberg's legacy: some ethical reflections. *Perspect. Biol. Med.*, 43(3), p:347-361.

Childress, J.F., Meslin, E.M., Shapiro, H.T. (2005). *Belmont revisited: ethical principles for research with human subjects.* Washington, DC : Georgetown University Press.

Chilengi, R., Nyika, A., Tangwa, G.B. *et al.* (2013). Role of e-learning in teaching health research ethics and good clinical practice in Africa and beyond. *Bioeth Educ.*, 22(1), p. 110-119.

Chippaux, J.-P. (2004a). *Pratique des essais cliniques en Afrique*. RD Editions, Paris.

Chippaux, J.-P. (2004b). L'Afrique, cobaye de Big Pharma. *Le Monde diplomatique,* p. 14, juin.

Christakis, N.A. and Panner, M.J. (1991). Existing International Ethical Guidelines for Human Subjects Research : Some Open Questions. *Law, Medicine & Health Care* 19, p. 214-221

Christakis, N.A. (1992). Ethics are local: engaging cross- cultural variation in the ethics for clinical research. *Social Science and Medicine*35, p. 1079-1091.

Christakis, N.A. (1996). The Distinction Between Ethical Pluralism and Ethical Relativism: Implications for the Conduct of Transcultural Clinical Research. in : *The ethics of research involving human subjects : facing the 21st century.* Edited by Vanderpool,H.Y. (Frederick Maryland).

Church, C.K. and Schwenke, J.R. (1986). Autoregressive errors with a repeated measures design in clinical trials. *Controlled Clinical Trials*, 7(2), p. 149-164.

Chwartz, J. A.T. (2014). Innovation in pediatric surgery: The surgical innovation continuum and the ETHICAL model. *Journal of Pediatric Surgery*, Volume 49, Issue 4, p. 639-645.

CIOMS (1992). *Ethics and Research on Human Subjects. International Guidelines*. Eds Bankowski, Z. et Levine, R.J.

CIOMS/WHO (1993). *International Ethical Guidelines for Biomedical Research Involving Human Subjects*. Council of the International Organization of Medical Societies CIOMS/WHO; Geneva.

CIOMS (2005). *Management of Safety Information from Clinical Trials. Report of CIOMS Working Group VI.* Council for International Organizations of Medical Sciences. Geneva.

CIOMS (2016). *International Ethical Guidelines for Biomedical Research Involving Human Subjects*. Council for International Organizations of Medical Sciences. Geneva, Switzerland.

Clarke, M. (2006). The 1944 patulin trial of the British Medical Research Council. *Journal of the Royal Society of Medicine*, 99(9), p. 478-80.

Claude Bernard (1865). *Introduction à l'étude de la médecine expérimentale*. Paris : Garnier-Flammarion, 1966, 318 pp. Collection : texte intégral.

ClinicalTrials.gov (2012). ClinicalTrials.gov 'Basic Results' Data Element Definitions. 2012.

Collins, R., Bowman, L., Landray, M., Peto, R. (2020). The magic of randomization versus the myth of real- world evidence. *N. Engl. J. Med.*, 382, p. 674-678.

Commission européenne (2014). Règlement (UE) No 536/2014 du parlement européen et du conseil du 16 avril 2014 relatif aux essais cliniques de médicaments à usage humain et abrogeant la directive 2001/20/CE. *Journal officiel de l'Union européenne.*

Commission européenne (2017). Règlement (UE) 2017/745 du parlement européen et du conseil du 5 avril 2017 relatif aux dispositifs médicaux. *Journal officiel de l'Union européenne.*

Committee on Bioethics (1996). Ethics and the care of critically ill infants and children. *Pediatrics*, 98, p. 149-152.

Conahan, F. (1994). Human Experimentation An Overview of Cold War Experimentation Programs. *United States General Accounting Office*, 28 septembre.

Cooper, D.K.C. and Lanza, R.P. (2000). *Xeno-The Promise of Transplanting Animal Organs into Humans.* New York : Oxford University Press.

Cooper, M. and Waldby, C. (2014). *Clinical Labor: Tissue Donors and Research Subjects in the Global Bioeconomy.* Duke University Press; Durham, NC.

Corrigan, O.P. (2002). A Risky Business: The Detection of Adverse Drug Reactions in Clinical Trials and Post- marketing Exercises. *Social Science and Medicine*, 55(3), p. 497-507.

Council of Europe (1994). Draft Convention for the Protection of Human Rights and Dignity of the Human Being with Regard to the Application of Biology and Medicine: *Bioethics Convention. Bull. Med. Ethics*. No. 99, p:19-24.

Council of Europe Treaty Series (1997). Convention for the protection of Human Rights and dignity of the human being with regard to the application of biology and medicine: Convention on Human Rights and Biomedicine - *Explanatory Report* - [1997] COETSER 1 (4 April 1997).

Cosgrove, L., Bursztajn, H., Erlich, D., Wheeler, E.E., and Shaughnessy, A.F. (2013). Conflicts of interest and the quality of recommendations in clinical guidelines. *J. Eval. Clin. Pract.,* 19, p. 674-681.

Cravatt, B.F., Lichtman, A.H. (2003). Fatty acid amide hydrolase : An emerging therapeutic target in the endocannabinoid system. *Curr. Opin. Chem. Biol.*, 7, p. 469-475.

CTCAE (2017). *Common Terminology Criteria for Adverse Events (CTCAE) v5.0*. U.S. Department of Health and Human Services National Institutes of Health National Cancer Institute. Available at https://www.meddra.org/

Czech, H., Druml, C., Weindling, P. (2017). *Medical Ethics in the 70 Years after the Nuremberg Code, 1947 to the Present.* International Conference at the Medical University of Vienna, 2-3 mars. Springer.

Dagan, R., Poolman, J., Siegrist, C.A. (2010). Glycoconjugate vaccines and immune interference : A review. *Vaccine*, 28(34), p. 5513-5523.

Dalla-Vorgia, P., Lascaratos, J., Skiadas, P., Garanis- Papadatos, T. (2001). Is consent in medicine a concept only of modern times? *J. Med. Ethics*, 27, p. 59-61.

De Angelis, C., Drazen, J.M., Frizelle, F.A, *et al.* (2004). Clinical trial registration: a statement from the international committee of medical journal editors. *N. Engl. J. Med.*, 351, p. 1250.

DeCraemer, W. (1983). A Cross-Cultural Perspective on Personhood. *Millbank Memorial Fund Quarterly- Health and Society* 61, p. 19-34.

Derendorf, H., Lesko, L.J., Chaikin, P., Colburn, W.A., Lee, P., Miller, R., Powell, R., Rhodes, G., Stanski, D., Venitz, J. (2000). Pharmacokinetic/Pharmacodynamic Modeling in Drug Research and Development. *The Journal of Clinical Pharmacology*, 40(12), p. 1399- 1418.

De Roy, P.G. (2004). Helsinki and the Declaration of Helsinki. *World Med. J.*, 50, p. 9-11.

Deschamps, J.Y., Roux, F.A., Saï, P., Gouin, E. (2005). History of xenotransplantation. *Xenotransplantation,* 12(2), p. 91-109.

Deutsch, E. (1989). *Medical Experimentation: International Rules and* Practice. Victoria University. Wellington.

Devettere, R.J. (1995). *Practical Decision Making in Health Care Ethics: Cases and Concepts*. Washington, D.C. : Georgetown University Press.

de Wachter, M.A. (1997). The European convention on bioethics. *Hastings Cent. Rep.*, 27(1), p:13-23.
Dieckmann, W.J., Davis, M.E., Rynkiewitz, L.M., Pottinger, R.E. (1953). Does the administration of diethylstilbestrol during pregnancy have therapeutic value ? *Am. J. Obstet. Gynecol.*, 66, p:1062-1081.
DiMasi, J.A., Grabowski, H.G., Hansen, R.W. (2016). Innovation in the pharmaceutical industry: new estimates of R&D costs. *J. Health Econ.,* 47, p. 20- 33.
Doel, R.E. (2003). Oral history of American science : A forty-year review. *History of Science*, 41, p. 349-378.
Dommel, F.W. and Alexander, D. (1997). The Convention on Human Rights and Biomedicine of the Council of Europe. *Kennedy Inst. Ethics J.*, 7(3), p. 259-276.
Dörner, K., Ebbinghaus, A., Linne, K., Roth, K.H., Weindling, P., Eltzschig, J., Walter, M. (1999). *The Nuremberg medical trial, 1946/47 : Transcripts, material of the prosecution and defense, related documents.* Munich : K. G. Saur.
Drain, P.K., Robine, M., Holmes, K.K. *et al.* (2014). Trial watch: global migration of clinical trials. *Nat.Rev. Drug Discov.*, 13, p:166-167.
Drazen, J.M. (2002). Institutions, contracts, and academic freedom. *N. Engl. J Med.,* 347, p. 1362-1363.
Drazen, J.M. (2005). COX-2 inhibitors-a lesson in unexpected problems. *N. Engl. J. Med.*, 352, p:1131- 1132.
Dresser, R. (2013). Subversive subjects: Rule-breaking and deception in clinical trials. *The Journal of Law, Medicine and Ethics*, 41, p. 829-840.
Druml, C. and Singer, E. (2011). Consent in emergency care research. *Lancet*, 378(9785), p. 26-27.
Ducoeurjoly, P. (2014). Vaccin anti-HPV, oui les jeunes filles sont des cobayes. *NéoSanté*, N° 32, mars 2014.
Dunne, J., Rodriguez, W.J., Murphy, M.D., Beasely, B.N., Burckart, G.J., Filie, J.D. *et al.* (2011). Extrapolation of adult data in pediatric drug development programme. *Pediatrics*, 128, p. e1242–9.
Dunne, J., Murphy, M.D., Rodriguez, W.J. (2012). The globalization of pediatric clinical trials. *Pediatrics*, 130, p. 1-9.

Earley, A., Lau, J., Uhlig, K. (2013). Haphazard reporting of deaths in clinical trials: a review of cases of ClinicalTrials.gov records and matched publications–a cross-sectional study. *BMJ Open*, 3, p. e001963.

Eddleston, M., Cohen, A.F., Webb, D.J. (2016). Implications of the BIA-102474-101 study for review of first-into-human clinical trials. *B. J. Clin. Pharmacol.*, 81, p. 582-586.

Edelblute, H.B. and Fisher, J.A.(2015). Using "Clinical Trial Diaries" to track patterns of participation for serial healthy volunteers in US phase I studies. *Journal of Empirical Research on Human Research Ethics*, 10, p. 65-75.

Ederer, F. (1975). Practical problems in collaborative clinical trials. *Am. J. Epidemiol.*, 102, p. 111-118.

Eichler, H.G., Pignatti, F., Schwarzer-Daum, B. *et al.* (2021). Randomized controlled trials versus real world evidence : neither magic nor myth. *Clin. Pharmacol. Ther.*, 109, p. 1212-1218.

Elliott, C. (2010). What Happens When Profit Margins Drive Clinical Research? *Mother Jones*, Septembre/ octobre.

Elliott, C. (2015). The Deadly Corruption of Clinical Trials : When you risk life and limb to help test a drug, are you helping science-or Big Pharma? *Mother Jones*, Septembre/octobre 2010, actualisé le 4 mars 2015.

EMA (2003). *Detailed guidance of the European clinical trials database (EudraCT Database)*.European Medicines Agency.

EMA (2018). *ICH harmonised guideline integrated addendum to ICH E6 (R1) : Guideline for Good Clinical Practice ICH E6 (R2).* European Medicines Agency

EMA (2021). *ICH guideline E6 on good clinical practice.* European Medicines Agency. EMA/CHMP/ICH/337843/2021

Englev, E. and Petersen, K.P. (2003). ICH-GCP Guideline: quality assurance of clinical trials. Status and perspectives. *Ugeskr Laeger*, 165(16), p:1659-1662.

English, A. (1995). Guidelines for adolescent health research: legal perspectives. *Journal of Adolescent Health*, 17, p. 277-286.

Ernest, T.B., Elder, D.P., Martini, L.G., Roberts, M., Ford, J.L. (2007). Developing pediatric medicines: Identifying the needs and recognizing the challenges. *J. Pharm. Pharmacol.*, 59, p. 1043-1055.

Eudaric, A. (2008). Managing Clinical Logistics for Clinical trials in Emerging Markets. *JCS*, p. 56-60.

European Union (2008). Ethical considerations for clinical trials on medicinal products conducted with the paediatric population. *European Journal of Health Law*, 15(2), p. 223-250.

Evans, D., Smith, M., Willen, L. (2005). Big Pharma's shameful secret. *Bloomberg Markets*, décembre.

Faden, R.R. and Beauchamp, T.L. (1986). *A history and theory of informed consent*. Oxford : Oxford University Press.

Faden, R.R. (1996). The Advisory Committee on Human Radiation Experiments : Reflections on a Presidential Commission. *The Hastings Center Report*, Vol. 26, No. 5, p. 5-10.

Farrell, K. (2006). Human experimentation in developing countries: improving international practices by identifying vulnerable populations and allocating fair benefits. *J. Health Care Law Policy*, 9(1), p. 136-161.

Fava, G.A. (2010). Conflicts of Interest. *Ethics in Psychiatry*, 55-72.

FDA (1998). *Information sheet guidance for institutional review boards (IRBs), clinical investigators, and sponsors : Payment to research subjects*. US Food and Drug Administration.

FDA (2002). *The Best Pharmaceuticals for Children Act (BPCA)*. Food and Drug Administration, Janvier.

FDA (2010). *Investigational new drug safety reporting requirements for human drug and biological products and safety reporting requirements for bioavailability and bioequivalence studies in humans. Final rule*. Food and Drug Administration ; *Fed. Regist.*, 75, p. 59935- 63.

FDA (2012). *Code of Federal RegulationsTitle 21*. 21 CFR 312.32(c)(1)(i)(C)-IND safety reporting. Ref Type : Bill/Resolution, Food and Drug Administration.

FDA (2022). *Code of Federal Regulations Title 21, Volume 5 (21CFR312.32)*. Food and Drug Administration, 29 mars

Fisher, J. A. (2008). Medical *Research for Hire : The Political Economy of Pharmaceutical Clinical Trials*. Rutgers University Press.

Fisher, J.A. and Kalbaugh, C.A. (2011). Challenging Assumptions about Minority Participation in U.S. Clinical Research. *American Journal of Public Health*, 101(12), p. 2217-2222.

Fisher, J.A. (2013). Expanding the Frame of Voluntariness in Informed Consent: Structural Coercion and the Power of Social and Economic Context. *Kennedy Institute of Ethics Journal*, 23(4), p. 355-379.

Fisher, J.A. (2015a). Feeding and bleeding: The institutional banalization of risk to healthy volunteers in phase I pharmaceutical clinical trials. *Science, Technology and Human Values*, 40, p. 199-226.

Fisher, J.A. (2015b). Stopped hearts, amputated toes, and NASA : Contemporary legends among healthy volunteers in US phase I clinical trials. *Sociology of Health and Illness*, 37, p. 127-142.

Fisher, J.A., McManus, L., Wood, M.M., Cottingham, M.D., Kalbaugh, J.M., Monahan, T., *et al.* (2018). Healthy volunteers' perceptions of the benefits of their participation in phase I clinical trials. *Journal of Empirical Research on Human Research Ethics*,13(5) p. 494-510.

Fisher, J.A., McManus, L., Kalbaugh, J.M., Walker, R.L. (2021). Phase I trial compensation: how much do healthy volunteers actually earn from clinical trial enrollment ? *Clinical Trials*, 18(4), p. 477-487.

Fox, R.C. and Willis, D.P. (1983). Personhood, Medicine, and American Society. *Millbank Memorial Fund Quarterly-Health and Society* 61, p. 127-147.

Fowler, C.J., Jonsson, K.O., Tiger, G. (2001). Fatty acid amide hydrolase : Biochemistry, pharmacology, and therapeutic possibilities for an enzyme hydrolyzing anandamide, 2-arachidonoylglycerol, palmitoylethanolamide, and oleamide. *Biochem. Pharmacol.*, 62 p. 517-526.

Friedman, L.M., Furberg, C.D., DeMets, D.L. (1982). *Fundamentals of clinical trials*. Littleton, MA : John Wright.

Friedman, M. A., Woodcock, J., Lumpkin, M.M., Shuren, J.E., Haas, A.E., Thompson, L.J. (1999). The Safety of Newly Approved Medicines. Do Recent Market Removals Mean there is a Problem? *J. Am. Med. Assoc.*, 281, p. 1728-1734.

Fung, M., Thornton, A., Mybeck, K., Wu, J.H., Hornbuckle, K., Muniz, E. (2001). Evaluation of the Characteristics of Safety Withdrawal of Prescription Drugs from Worldwide Pharmaceutical Markets- 1960 to 1999. *Drug Information Journal*, 35, p. 293-317.

Gallin, J.I. (2002). *Principles and practice of clinical research.* San Diego, CA : Academic Press. xv ; p. 490.
Garnier, J.P. (2008). Rebuilding the R&D engine in big pharma. *Harv. Bus Rev.*, 86(5) p. 68-76.
Garrafa, V. and Lorenzo, C. (2008). Moral imperialism and multi-centric clinical trials in peripheral countries. Cad. Saude Publica, 24 (10), p. 2219-2226.
Garrison, F.H. (1929). *An Introduction to the History of Medicine (4th ed.).* Philadelphia, PA: W.B. Saunders Company
George, J. (1946). Atlanta's malaria project. *Atlantian*, 6, p. 14.
Ghooi, R.B. (2011). The Nuremberg Code-A critique. *Perspect. Clin. Res.*, 2(2), p. 72-76.
Ghooi, R.B. (2013). Injury and death in clinical trials and compensation : Rule 122 DAB. *Perspect. Clin. Res.*, 4(4), p. 199-203
Gilgenkrantz, S. (2006). Les effets secondaires d'un essai médicamenteux... calamiteux. *Médecine/Sciences*, 22, p. 557-558.
Gillon, R. (1985). "Primum non nocere" and the principle of non-maleficence. *British Medical Journal*, 291, p. 130-131.
Glickman, S.W., McHutchison, J.G., Peterson, E.D., Cairns, C.B., Harrington, R.A., Califf, R.M., Schulman, K.A. (2009). Ethical and scientific implications of the globalization of clinical research.*N. Engl. J. Med.*, 360(8), p. 816-823.
Goetz, K.B., Pfleiderer, M., Schneider, C.K. (2010). First- in-human clinical trials with vaccines-what regulators want. *Nat. Biotechnol.,* 28(9), p. 910-916.
Goodyear, M.D.E. (2006). Further lessons from the TGN1412 tragedy. *BMJ*, 333(7562), p. 270-271.
Gorry, P. (2015). Medical literature imprinting by Pharma ghost writing: a scientometric evaluation. *Proceedings of ISSI 2015 Istanbul :* 650-651.
Goss, B. (2017). The Nuremberg veil. *Eth. Med. Public Health*, 3(4), p. 452-459.
Gøtzsche, P.C. (2013). *Deadly medicines and organized crime : How big pharma has corrupted healthcare?* », Edt : Radcliffe Publishing,St Mark's House, Shepherdess Walk, London, United Kingdom, 2013.
Goubet, F. (2016). Des médicaments du Nord testés dans les pays du Sud : la dangereuse délocalisation des essais cliniques », *Le Temps*, 1er décembre.

Gouvernement français (2023). *Base nationale des essais cliniques : Rapport de consultation des acteurs de l'écosystème de la recherche clinique*.18janvier 2023.

Grecco, D. and Diniz, N.M. (2008). Conflicts of interest in research involving human beings. *J. Int. Bioethique*, 19 (1-2), p. 143-154.

Green, L.A., Lowery, J.C., Kowalski, C.P., Wyszewianski, L. (2006). Impact of Institutional Review Board Practice Variation on Observational Health Services Research. *Health Services* Research, 41(1), p. 214-230.

Grodin, M.A., Annas, G.J., Glantz, L.H. (1993). Medicine and Human Rights: A Proposal for International Action. *The Hastings Center Report*, Vol. 23(4), p. 8- 12.

Han, S. (2015). Clinical vaccine development. *Clin. Exp. Vaccine Res.,* 4(1), p. 46-53.

Harkness, J., Lederer, S.E., Wikler, D. (2001). Laying ethical foundations for clinical research*. Bulletin of the World Health Organization*, 79 (4).

Harris, G., Carey, B., Roberts, J. (2007). Psychiatrists, Children and Drug Industry's Role. *York Times*, 10 mai.

Hartman, R.G. (2002). Coming of age: devising legislation for adolescent medical decision-making. *American Journal of Law and Medicine*, 28, p. 409-453.

Hayden, C.A. (2007). Generic Solution ? Pharmaceuticals and the Politics of the Similar in Mexico. *Current* Anthropology, 48(4), p. 475-495.

Hawkins, B.S. and Singer, S.W. (1986). Design, development, and implementation of a data processing system for multiple controlled trials and epidemiologic studies. *Controlled Clinical Trials*, 7(2), p. 89-117.

Hazell, L. and Shakir, S.A. (2006). Under-reporting of adverse drug reactions. *Drug Saf*., 29(5), p. 385-396.

Henry, A., Grodin, M., Jethwani, P.D. (2018). The complicated legacy of the Nuremberg Code in the United States. *Central European Journal of Medicine*, 130(3).

Hilborne, L.H, Golomb, B.A., Marshall, G. *et al*. (2005). Examining Possible Causes of Gulf War Illness: RAND. *Policy Investigations and Reviews of the Scientific Literature*.

Hiroyuki, N., Eisuke, N., Akira, A.(2022). The creation of the Belmont Report and its effect on ethical principles: a historical study. *Monash Bioeth. Rev.*, 40(2), p. 157- 170.

History.com Editors (2021). Nuremberg Trials. *History*, (Consulté le 17 avril 2022). https://www.history.com/topics/world-war-ii/nuremberg-trials

Holltzman, M.J., Sheller, J.R., Dimeo, M., Nadel., J.A., Boushey., H.A. (1980). Effect of ganglionic blockade on bronchial reactivity in atopic subjects. *Am. Rev. Respir. Dis.,* 122, p:17-25.

Honey, K. (2006). In the news: Drug-Trial disaster. *Nature Reviews Immunology*, 6, p. 340.

Honkoop, P., Scholte, H.R, de Man, R.A., Schalm, S.W. (1997). Mitochondrial injury. Lessons from the fialuridine trial. *Drug Saf.*, 17, p. 1-7.

Hoover, R.N., Hyer, M., Pfeiffer, R.M. *et al.* (2011) Adverse health outcomes in women exposed in utero to diethylstilbestrol. *N. Engl. J. Med.*, 365, p:1304-1314.

Hope, T. and McMillan, J. (2004). Challenge studies of human volunteers: Ethical issues. *Journal of Medical Ethics*, 30(1), p:110-116.

Hornblum, A.M. (1998). *Acres of Skin : Human Experiments at Holmesburg Prison.* Routeledge, Now York, NY 1001.

Horton, R. (2015). What is medicine's 5 sigma? », *Lancet,* vol. 385, n° 9976, p. 1380.

Hull, D. (2015). Reining in the Commercialized Foreign Clinical Trial. *Journal of Legal Medicine*, 36 (3-4), p. 367-401.

Hunig, T. (2007). Manipulation of regulatory T-cell number and function with CD28-specific monoclonal antibodies. *Adv. Immunol.*, 95, p. 111-148.

Hornblum, A.M. (1997). *Acres of Skin : Human Experiments at Holmesburg Prison : A True Story of Abuse and Exploitation in the Name of Medical Science.* NY : Routledge.

ICH (1994). *ICH harmonised tripartite guideline : clinical safety data management: definitions and standards for expedited reporting E2A.* International Council for Harmonisation.

ICH (1996). *Guideline for Good Clinical Practice.* International Conference on Harmonization, Edition 4, 10.06.1996.

Ichinose, M., Inoue, H., Miura, M., Takishima, T. (1988). Non-adrenergic bronchodilation in normal subjects. *Am Rev Respir Dis.,* 138, p:31-34.

Idänpään-Heikkilä, J. E. (1994). WHO guidelines for good clinical practice (GCP) for trials on pharmaceutical products: responsibilities of the investigator. *Ann. Med.*, 26(2), p. 89-94.

IJsselmuiden, C.B. and Faden, R.R.(1992). Informed consent and public health research in Africa another look. *N. Engl. J. Med.*, 326, p. 830-834.

Institute of Medicine (2009). In *Conflict of interest in medical research, education, and practice*. Editors B. Lo, and M. J. Field (Washington, DC : National Academies Press).

Ioannidis, J.P., Evans, S.J., Gotzsche, P.C. *et al.* (2004). Better reporting of harms in randomized trials : an extension of the CONSORT statement. *Ann. Intern. Med.,* 141, p:781-788.

Jain, A., Venkatesh, T.M., Kumar, P., Kumar, N. (2013). Regulation for Paediatric Drug Development in India: Need of the Hour. *Journal for Clinical Studies*, 6(1), p: 14-16.

James, E.C., Dunn, D., Cook, A.D., Clamp, A.R., Sydes, M.R. (2020). Overlap between adverse events (AEs) and serious adverse events (SAEs): a case study of a phase III cancer clinical trial. *Trials*, 21 : 802.

Jones, J.H. (1993). *Bad Blood : The Tuskegee Syphilis Experiment*. Free Press.

Jonsen, A.R. (1977). Do no harm: axiom of medical ethics. In: Spicker, S.F. and Englehardt, H.T. eds.: *Philosophical Medical Ethics : Its Nature and Significance*, Dordrecht, the Netherlands: Riedel,D. 27-41.

Jureidini, J.N., Amsterdam, J.D., and McHenry, L.B. (2016). The citalopram CIT-MD-18 pediatric depression trial : deconstruction of medical ghostwriting, data mischaracterisation and academic malfeasance. *Int. J. Risk Saf. Med.,* 28 (1), p. 33-43.

Kass, N.E., Myers, R., Fuchs, E.J., Carson, K.A. and Flexner, C. (2007). Balancing justice and autonomy in clinical research with healthy volunteers. *Clinical Pharmacology and Therapeutics*, 82, p. 219-227.

Kassirer, J.-P. (2005). *On the take : how medicine's complicity with Big Business can endanger your health*. Oxford University Press, New York, 2005.

Kaur, R., Sidhu, P., Surjit Singh, S. (2016). What failed BIA 10–2474 Phase I clinical trial? Global speculations and recommend-dations for future Phase I trials.*J. Pharmacol. Pharmacother.*, 7(3), p. 120-126.

Kelly, K. and Nichter, M. (2012). The Politics of Local Biology in Transnational Drug Testing : Creating (Bio)Identities and Reproducing (Bio)Nationalism through Japanese "Ethnobridging" Studies. *East Asian Science, Technology and Society*, 6(3), p. 379-399.

Kerbrat, A., Ferré, J.C., Fillatre, P., Ronzière, T., Vannier, S., *et al.* (2016). Acute Neurologic Disorder from an Inhibitor of Fatty Acid Amide Hydrolase. *N. Engl. J. Med.*, 375, p. 1717-1725.

King, J. (2004). Ten Ways to faster and easier patient recruitement. *R&D Directions*, 10(4), p. 34-46.

Klitzman, R. (2011). Views and Experiences of IRBs concerning Research Integrity. *Journal of Law, Medicine & Ethics*, 39(3), p. 513-528.

Koch, E. and Plassmann, S. (2017). Critical Aspects of Integrated Nonclinical Drug Development: Concepts, Strategies, and Potential Pitfalls. dans : *A Comprehensive Guide to Toxicology in Nonclinical Drug Development* (Second Edition), *Academic Press*, p. 7-38.

Kolata, G. (1996). Ban on Medical Experiments Without Consent Is Relaxed. *New York Times*, 5 novembre

Kolata, G. (2001). Johns Hopkins Admits Fault in Fatal Experiment. *The New York Times*, 17 juillet.

Koski, G. (2017). Ethical Issues in Translational Research and Clinical Investigation. in : *Clinical and Translational Science* : *Principles of human research*. EditorsDavid Robertso and Gordon H. Williams. Academic Press, Elsevier Inc.

Krifi, M.N. (2022 a). *Médication et médicaments chimiques : Genèse des méfaits dramatiques*. CPU, Tunis.

Krifi, M. N. (2022 b). *Médicaments biologiques, contaminés et contrefaits* : *Scandales sanitaires et graves méfaits.* CPU, Tunis.

Krifi, M. N. (2024). L'Homo-cobayeur : *Expérimentations médicales* ***in****humaines*. Harmattan, France.

Kristof, N.D. (1995). Unmasking Horror -A special report. Japan Confronting Gruesome War Atrocity". *The New York Times*, 17 mars.

Kumangai, Y., Fukazawa, I., Momma, T., Iajima, H., Takayanagi, H., Takemot, o B., Kikuchi, Y. (2006). A nationwide survey on serious adverse events in healthy volunteers studies in Japan. *Clinical Pharmacology and Therapeutics*, 79, p. 71.

Kumar, N.K. (2013). Informed consent: past and present. *Perspect. Clin. Res.*, 4, p. 21-25.

Kupetsky-Rincon, E.A. and Kraft, W.K. (2012). Healthy volunteer registries and ethical research principles.

Clinical Pharmacology and Therapeutics, 91, p. 965- 968.

Lamy, C. (2012). Les essais cliniques dans les pays en développement et émergents. *Sciences pharmaceutiques.* dumas-00724030 (Thèse de doctorat, université Joseph Fourier faculté de pharmacie de Grenoble, 21 juin).

Lau, B.K., Vaughan, C.W. (2014). Targeting the endogenous cannabinoid system to treat neuropathic pain. *Front Pharmacol.*, 5, p. 28.

Lecrenier, N., Marijam, A., Olbrecht, J., Soumahoro, L., Guevara, J.N., Mungall, B. (2020). Ten years of experience with the pneumococcal non-typeable *Haemophilus influenzae* protein D-conjugate vaccine (*Synflorix*) in children. *Expert Review of Vaccines*, Volume 19, Issue 3.

Ledesma, P. (2020). How much does a clinical trial cost? *Sofpromed*, 2 janvier.

Lehrman, N. S. and Sharav, V. H. (1997). Ethical problems in psychiatric research. *Journal of Mental Health Administration*, 24, p. 227-250.

Leinman, A.M. (1982). Problèmes culturels associés aux recherches cliniques dans les pays en voie de développement. Dans : *Midecine and Experimentation*, ed. M.A.M. de Wachter (Quebec, P. Q. : Les Presses de l'UniversitéLaval).

Lemmens, T. and Elliott, C. (1999a). Guinea pigs on the payroll: the ethics of paying research subjects. *Account Res.*, 7(1), p. 3-20

Lemmens, T. and Elliott, C. (2001). Justice for the Professional Guinea Pig. *American Journal of Bioethics*, 1(2), p. 51-53.

Lenert, L.A., Markowitz, D.R., Blaschke, T.F. (1993). Primum non nocere?, Valuing the risk of drug toxicity in therapeutic decision making. *Clin. Pharmacol Ther.*, 53, p. 285-291.

Lenrow, D.A. (2006). The treating physician as researcher: is assuming this dual role a violation of the Nuremberg Code ? *Temp. J. Sci. Tech. Env. L.*, 25(1), p. 15-48.

Lenz, W. (1961). Thalidomide and congenital abnormalities. *Lancet*, I:45.

Lenz, W. (1988). A short history of thalidomide embryopathy. *Teratology*, 38, p. 203-215.

Lenzer, J. (2006). Secret report surfaces showing that Pfizer was at fault in Nigerian drug tests. *BMJ*, 332(7552), p. 1233

Levine, R. (1991). Informed consent: some challenges to the universal validity of the Western model. *Law, Medicine & Health Care*. Fall-Winter, 19(3-4), p. 207- 213.

Levine, R.J. (1991). Informed Consent: Some Challenges to the Universal Validity of the Western Model. in *Development of International Ethical Guidelines for Epidemiological Research and Practice* (Geneva : CIOMS, 1991).

Levine, R.J. (1993). New International Ethical Guidelines for Research Involving Human Subjects. *Annals of Internal Medicine*, 15 août.

Levine, R. (1996). International codes and guidelines for research ethics: a critical appraisal. In *The Ethics of Research Involving Human Subjects:Facing the 21st Century*. Frederick MD : University Publishing Group.

Levine, S. (2003). Recherche : Mort d'un cobaye humain à la suite d'un essai clinique. *Courrier International*, 01 janvier.

Levinson, D.R. (2010). challenges to FDA's ability to monitor and inspect foreign clinical trials. *Dep't of health and human serv.*, Juin 2010. http://oig.hhs.gov/oei/reports/oei-01-08-00510.pdf.

Lewis, W., Griniuviene, B., Tankersley, K.O., Levine, E.S., Montione, R., Engelman, L. *et al*. (1997). Depletion of mitochondrial DNA, destruction of mitochondria, and accumulation of lipid droplets result from fialuridine treatment in woodchucks (Marmota monax) *Lab Invest.*, 76, p:77-87.

Litton, P. (2008). *Non-Beneficial Pediatric Research and the Best Interests Standard: A Legal and Ethical Reconciliation.* Yale J. Health Pol'y, L. & Ethics 359.

Lühder, F., Huang, Y., Dennehy, K.M., Guntermann, C., Müller, I., Winkler, E., *et al.* (2003). Topological requirements and signaling properties of T cell- activating, anti-CD28 antibody superagonists. *J. Exp. Med.*, 197, p. 955-966.

Lundh, A., Sismondo, S., Lexchin, J., Busuioc, O. A. and Bero, L. (2012). Industry sponsorship and research outcome. *Cochrane Database Syst. Rev.* 12, MR000033.

Lundh, A., Lexchin, J., Mintzes, B., Schroll, J.B. and Bero, L. (2017). Industry sponsorship and research outcome. *Cochrane Database Syst. Rev.* 2, MR000033.

Lurie, P., Bishaw, M., Chesney, M.A., *et al.* (1994). Ethical, behavioral, and social aspects of HIV vaccine trials in developing countries. *JAMA,* 271(4), p. 295- 301.

Lurie, P. and Wolfe, S.M. (1997). Unethical trials of interventions to reduce perinatal transmission of the human immunedeficiency virus in developing countries. *New England Journal of Medicine*,337, p: 853.

Lutfullin, A., Kuhlmann, J., Wensing, G. (2005). Adverse events in volunteers participating in phase I clinical trials : A single-center five-year survey in 1,559 subjects. *International Journal of Clinical Pharmacology and Therapeutics*, 43, p. 217-226.

Mackenzie, C.R. and Paget, S.A. (2015). Ethics in clinical trials, in *Rheumatology* (Sixth Edition), volume 1, p. 204-208.

MacMahon, S., Perkovic, V., Patel, A. (2013). Industry- Sponsored clinical trials in emerging markets : time to review the terms of engagement. *JAMA*, 310, p. 907- 908.

Madsen, S.M., Mirza, M.R., Holm, S., Hilsted, K.L., Kampmann, K., Riis, P. (2002). Attitudes towards clinical research amongst participants and nonparticipants. *J. Intern Med.*, 251(2), p. 156-168.

Maehle, A-H. (1999). Professional Ethics and Discipline : The Prussian Medical Courts of Honour, 1899-1920
Medizinhistorisches Journal, Bd. 34, H. 3/4, p. 309-338.

Maguin, M. (2014). Lancement réglementaire des essais cliniques portant sur un médicament à usage humain en France et au

Royaume-Uni : vers une procédure européenne unique. *Sciences pharmaceutiques*, ffhal- 01732642f

Mamane, B. (2016). Essai de Rennes : fin de partie pour BIA 10-2474. *Le Quotidien du Médecin*, 07 juillet.

Masteller, E.L., Warner, M.R., Tang, Q., Tarbell, K.V., McDevitt, H., Bluestone, J.A. (2005). Expansion of functional endogenous antigen-specific CD4+CD25+ regulatory T cells from nonobese diabetic mice. *J. Immunol.*, 175, p. 3053-3059.

Matheson, A. (2016). Ghostwriting: the importance of definition and its place in contemporary drug marketing. *BMJ,* 354, i4578.

Mathis, G. (2009). Clinical Trials in Rapidly Developing Economies - What to Look for, What to Prepare for. *JCS*, p. 44-45.

Mauss, M. (1968). A Category of the Human Spirit. *The Psycho-analytic Review* 55, p. 457-481.

McCarthy, C. (1989). Experimentation on Prisoners: the Inadequacy of Voluntary Consent. *New England Journal on Criminal & Civil Confinement*, 15, p. 55- 57.

McHenry, L. (2010). Of sophists and spin-doctors: industry-sponsored ghostwriting and the crisis of academic medicine. *Mens Sana Monogr.,* 8 (1), p. 129- 145.

McKenzie, R., Fried, M.W., Sallie, R., Conjeevaram, H., Di Bisceglie, A.M., Park, Y. *et al.* (1995). Hepatic failure and lactic acidosis due to fialuridine (FIAU), an investigational nucleoside analogue for chronic hepatitis B. *N. Engl. J. Med.*, 333, p. 1099-1105.

Meier, B.M. (2002). International Protection of Persons Undergoing Medical Experimentation: Protecting the Right of Informed Consent. *Berkeley Journal of International Law*, vol. 20, iss.3, p. 513-554.

Meinert, C.L. et Tonascia, S. (1986). *Clinical trials : design, conduct, and analysis*, New York, Oxford University Press, USA.

Mello, M.M., Clarridge, B.R., Studdert, D.M. (2005). Academic Medical Centers' Standards for Clinical-Trial Agreements with Industry.*N. Engl. J. Med.*, 352, p. 2202-2210.

Mello, M.M., Murtagh, L., Joffe, S., Taylor, P.L., Greenberg, Y., Campbell, E.G., Leonidas G. Koniaris, L.G. (2018). Beyond financial conflicts of interest: Institutional oversight of faculty consulting agreements at schools of medicine and public health. *PLOS ONE* 13:10, e0203179.

Meslin, E.M., Rager, J.B., Schwartz, P.H., Quaid, K.A., Gaffney, M.M., Duke, J., William M. Tierney, W.M. (2015). Benchmarks for ethically credible partnerships between industry and academic health centers: beyond disclosure of financial conflicts of interest. *Clinical and Translational Medicine*, 4:1.

Milford, C., Wassenaar, D., Slack, C. (2006). Resources and needs of research ethics commmittees in Africa: preparations for HIV Vaccine trials. Ethics Hum. Res., 28(2), p. 1-9.

Mirowski, P. and Van Horn, R. (2005). The contract research organization and the commercialization of scientific research. *Soc. Stud. Sci.*, 35 (4), p. 503-548.

MIT (1996). Student dies at Rochester in MIT-based study. *MIT News on Campus and Around theWorld*, 10 avril

Modjarrad, K. (2016). A changing paradigm for medical research: The evolution of the clinical trial. *Hektoen International Journal*, 8.

Mokgatla, B., Ijsselmuiden, C., Wassenaar, D. *et al.* (2017). Mapping research ethics committees in Africa: evidence of the growth of ethics review of health research in Africa. *Dev. World Bioeth.*, p. 1-8.

MontgomeryJr, E.B. (2020). The patient as parenthetical. in: *The Ethics of Everyday Medicine : Explorations of justice*. Academic Press, Elsevier Inc.

Moore, T.J., Cohen, M.R., Furberg, C.D. (2007). Serious Adverse Drug Events Reported to the Food and Drug Administration, 1998-2005. *Arch. Intern. Med.* 167 (16), p. 1752-1759.

Moore, T.J., Zhang, H., Anderson, G. *et al.* (2018). Estimated Costs of Pivotal Trials for Novel Therapeutic Agents Approved by the US Food and Drug Administration, 2015-2016. *JAMA Intern Med.*, 178(11), p. 1451-1457.

Morales-Olivas, F.J. and Morales-Carpi, C. (2006). Clinical trials in children. *Rev. Recent Clin. Trials*, 1, p. 251-258.

Moreno, J.D. (1997). Reassessing the influence of the Nuremberg Code on American medical ethics. *J Contemp. Health Law. Policy*, 13(2), p. 347-360.

Morin, K. (1998). The standard of disclosure in human subject experimentation. *J. Leg. Med.*, 19(2), p. 157- 221

Morrison, B. (1953). Parenteral hexamethonium in hypertension. *BMJ,* 1, p. 1291-1299.
Morrow, R.L., Mintzes, B., Gray, G., Law, M.R., Garrison, S., Dormuth, C. R. (2021). Industry Sponsor Influence in Clinical Trial Reporting in Canada : A Qualitative Interview Study. *Clinical Therapeutics* 92.
Motluck, A. (2009). Perils of the Professional Lab Rat. *New Scientist*, 27(18), p. 40-43.
Munshi, R. and Thatte, U. (2013). Compensation for research related injury.*Perspect. Clin. Res*., 4(1), p. 61-69.
Nambisan, P. (2017). Relevance of Ethics in Biotechnology., in : *An Introduction to Ethical, Safety and Intellectual Property Rights Issues in Biotechnology*. Academic Press, Elsevier Inc., p. 127-148.
Nandimath, O.V. (2009). Consent and medical treatment: The legal paradigm in India. *Indian J. Urol*., 25, p. 343-347.
NBC News (2008). Argentina Investigates deaths of Vaccinated Kids. 15 août.
Nelson, R.M. (2001). Nontherapeutic research minimal risk, and the Kennedy Krieger Lead Abatement Study. *IRB: Ethics & Human Research*, 23(6), p. 7-11.
NIH (2010). *Common Terminology Criteria for Adverse Events (CTCAE) version 4.03*). National Institutes of Health.
NIH (2022). *The NIH Clinical Trials and You*. National Institutes of Health, 3 octobre.
NIHR (2023). *Annual statistics*. National Institutes for Health and Care Reserch. Août 2023
Nissen, S.E. and Wolski, K. (2010). Rosiglitazone revisited: an updated meta-analysis of risk for myocardial infarction and cardiovascular mortality. *Arch. Intern. Med*., 170, p. 1191-1201.
Normile, D. (2008). The promise and pitfalls of clinical trials overseas. *Science*, 322, p. 214-216.
Numbers, R.L. (1979). William Beaumont and the Ethics of Human Experimentation. *Journal of the History of Biology*, Vol. 12, No. 1, p. 113-135.
Nyika, A., Kilama, W., Tangwa, G.B. *et al*. (2009a). Capacity building of ethics review committees across Africa based on the results of a comprehensive needs assessment survey. *Dev. World Bioeth*., 9(3), p:149- 156.

Nyika, A., Kilama, W., Chilengi, R. *et al.* (2009b). Composition, training needs and independence of ethics review committees across Africa: are the gate-keepers rising to the emerging challenges? *J. Med. Ethics*, 35(3), p:189-193.

Obasogie, O. and Reiter, K. (2011). Human Subjects Research with Prisoners: Putting the Ethical Question in Context. *Bioethics*, 25, p. 55-56.

O'Bryne, P.M., Thomson, N.C., Latimer, K.M., Roberts, R.S., Morris, M.M., Daniel, E.D., Hargreave, F.E. (1985). The effect of inhaled hexamethonium bromide and atropine sulphate on airway responsiveness to histamine. *J. Allergy Clin. Immunol.*, 6, p:97-103.

Ogilvie, R.I. (2001). The death of a volunteer research subject : lessons to be learned.*CMAJ.*, 165(10), p. 1335-1337.

Okonta, P.I. (2014). Ethics of clinical trials in Nigeria. *Niger Med. J.*, 55(3), p. 188-194.

ONIAM (2018). *Référentiel indicatif d'indemnisation.* Office national d'indemnisation des accidents médicaux, 01 janvier.

ONU (1948). Déclaration universelle des droits de l'homme. *Organisation des Nations Unies*. Paris, France

Otte, A., Maier-Lenz, H., Dierckx, R.A. (2005). Good Clinical Practice: Historical background and key aspects. *Nucl. Med. Commun.*, 26(7), p. 563-574.

Ourso, A. (2012). Can the FDA improve oversight of foreign clinical trials? closing the information gap and moving towards a globalized regulatory scheme. *Ann. Health. Law*, 21(2), p. 493-511.

Pappworth, M.H. (1968). *Human Guinea Pigs: Experimentation on Man*. Beacon Press.

Pavone, I. R. (2016). Legal responses to placebo- controlled trials in developing countries. *Global Bioethics*, 27, p. 76-90.

Perley, S., Fluss, S.S., Bankowski, Z., Simon, F. (1992). The Nuremberg Code: an international overview.

Dans : *The Nazi Doctors and the Nuremberg Code: Human Rights in Human Experimentation.* Annas, G.J., Grodin,M,A, eds. New York : Oxford University Press, p. 149-1473.

Péron, J., Maillet, D., Gan, H.K., Chen, E.X., You, B. (2013). Adherence to CONSORT Adverse Event Reporting Guidelines in Randomized Clinical Trials Evaluating Systemic Cancer

Therapy: a Systematic Review. *J. Clin. Oncol.*, 31 (31), p. 3957-3963.

Petersen, A.G., Dodge, M., Helwig, F.C. (1959). Pulmonary change associated with hexamethonium therapy. *Arch. Intern. Med.*, 103, p. 285-288.

Petryna, A. (2009). *When Experiments Travel : Clinical Trials and the Global Search for Human Subjects*. Princeton University Press.

Phillips, R., Hazell, L., Sauzet, O., Cornelius, V. (2019). Analysis and reporting of adverse events in randomised controlled trials: a review. *BMJ open* 9(2) : e024537.

Plomer, A. (2005). *The law and ethics of medical research: international bioethics and human rights*. London : Routledge-Cavendish, p:113-135.

Porter, G. (2018). Regulating clinical trials in India: the economics of ethics. *Dev. World Bioeth.*, 18, p. 365- 374.

Prayle, A.P., Hurley, M.N., Smyth, A.R. (2012). Compliance with mandatory reporting of clinical trial results on Clinical Trials.gov : cross sectional study. *BMJ*, 344:d7373.

Prymula, R. and Schuerman, L. (2009). 10-valent pneumococcal nontypeable Haemophilus influenzae PD conjugate vaccine: synflorix. *Expert Rev. Vaccine*, 8(11), p. 1479-1500.

Raimbault, B. (2018). *À l'ombre des biotechnologies : reformuler la production de savoirs par la bio-ingénierie en France et aux Etats-Unis*. Sociologie. Université Paris-Est. NNT : 2018PESC0008.

Raposo, V. L. (2016). The convention of human rights and biomedicine revisited: Critical assessment.*The International Journal of Human Rights*, Vol. 20, p. 1277-1297.

Retting, R.A. (1999). Military Use of Drugs Not Yet Approved by the FDA for CW/BW Defense. Lessons from the Gulf War. *RAND, objective analysis ; effective solutions*, 1er janvier.

Retting, R.A. (2000). Waiving Informed Consent. Military Use of Non-FDA-Approved Drugs in Combat. *RAND, objective analysis ; effective solutions*, 1er janvier.

Rice, T. (2008). The Historical, Ethical, and Legal Background of Human-Subjects Research. *Respiratory Care,* 53 (10), p. 1325-1329.

Richardson, F.C., Engelhardt, J.A., Bowsher, R.R. (1994). Fialuridine accumulates in DNA of dogs, monkeys, and rats following long-term oral administration. *Proc. Natl. Acad. Sci. U S A.*, 91, p. 12003-12007.

Rochon, P.A., Sekeres, M., Hoey, J., Lexchin, J., Ferris, L.E., Moher, D., Wei Wu, Kalkar, S.R., Laethem, M.V., Gruneir, A., Gold, J., Maskalyk, J., Streiner,

D.L., Taback, N., An-Wen Chan. (2011). Investigator experiences with financial conflicts of interest in clinical trials. *Trials*, 12:1.

Rosenthal, E. (2006). When drug trials go horribly wrong. *The New York Times*, 7 avril.

Rosenow, E.C. (1972). The spectrum of drug-induced pulmonary disease. *Ann. Intern. Med.*, 177, p. 977-991.

Ross, J.S., Gross, C.P., Krumholz, H.M. (2012a). Promoting Transparency in Pharmaceutical Industry– Sponsored Research. *American Journal of Public Health*, 102(1), p. 72-80.

Ross, J.S., Tse, T., Zarin, D.A. *et al.* (2012b). Publication of NIH funded trials registered in ClinicalTrials.gov: cross sectional analysis. *BMJ*, 344:d7292.

Roy, A.S.A. (2012). *Stifling New Cures : The True Cost of Lengthy Clinical Drug Trials*. Manhattan Inst.

Saenz, C., Heitman, E., Luna, F. *et al.* (2014). Twelve years of Fogarty-funded bioethics training in Latin America and the Caribbean: achievements and challenges. *J. Empir. Res. Hum Res. Ethics*, 9, p. 80- 91.

Santelli, J.S., Rogers, A.S., Rosenfeld, W.D., Robert H DuRant, R.H., Nancy Dubler, N. *et al.* (2003). Guidelines for adolescent health research : a position paper for the Society of Adolescent Medicine. *Journal of Adolescent Health*, 33(5), p. 396-409.

Satyanarayana Rao K.H. (2008). Informed consent : An ethical obligation or legal compulsion? *J. Cutan Aesthet Surg.*, 1, p. 33-35.

Scharf, O. and Colevas, A.D. (2006). Adverse Event Reporting in Publications Compared with Sponsor Database for Cancer Clinical Trials. *J. Clin. Oncol.*, 24 (24), p. 3933-3938.

Schiltz, V. (2015). *De Samarcande à Istanbul : Étapes orientales*, CNRS Éditions, Paris.

Schipper, I. (2008). *Examples of unethical trials: SOMO briefing paper on ethics inclinical trials*. SOMO, 1er février.

Schoepf, B.G. (1991). Ethical, Methodological and Political Issues of AIDS Research in Central Africa. *Social Science and Medicine* 33, p. 749-763.

Schroeder, K. (1983). Recommendation to the FDA (Food and Drug Administration) Concerning Drug Research on Prisoners. *Southern California Law Review,* Volume 56, Issue 4.

Schulman, K.A., Seils, D.M., Califf, R.M. (2003). Clinical-trial agreements between medical schools and industry. *N. Engl. J. Med.,* 348, p. 476-477.

Schulz-Baldes, A., Vayena, E., Biller-Andorno, N. (2007). Sharing benefits in international health research. Research-capacity building as an example of an indirect collective benefit. *EMBO Rep.*, 8(1), p. 8-13.

Schulz, K.F., Altman, D.G., Moher, D. (2010). CONSORT 2010 statement: updated guidelines for reporting parallel group randomized trials. *Ann. Intern. Med.,* 152, p:726-732.

Schuster, B.M. (2015). For the Love of Drugs : Using Pharmaceutical Clinical Trials Abroad to Profit Off the Poor. *Seattle Journal for Social Justice*, Vol. 13 : Iss. 3, Article 16.

Shah, S. (2006). *The Body Hunters: How the Drug Industry Tests its Products on the World's Poorest Patients.* The New Press ; New York.

Sharav, V.H. (1999). The ethics of conducting psychosis inducing experiments. *Accountability* in *Research*, 7: 137-167.

Sharav, V.H. (2003). Children in Clinical Research : A Conflict of Moral Values. *American Journal of Bioethics*, 3(1), p. 12-59.

Sherman, R.B., Woodcock, J., Norden, J. *et al.* (2011). New FDA regulation to improve safety reporting in clinical trials. *N. Engl. J. Med.*, 365, p. 3-5.

Shukla, S. (2013). India's amended trials regulations spark research exodus. *Lancet*, 382, p. 845.

Shuster, E. (1997). Fifty years later: the significance of the Nuremberg Code.*N. Engl. J. Med.*, 337(20), p. 1436- 1440.

Shuster, E. (1998). The Nuremberg Code : Hippocratic ethics and human rights. *Lancet*, 351(9107), p. 974- 977.

Schuster, B.M. (2015). For the Love of Drugs : Using Pharmaceutical Clinical Trials Abroad to Profit Off the Poor. *Seattle Journal for Social Justice*, Vol. 13, Issue 3, Article 16.

Sibille, M., Donazzolo, Y., Lecoz, F., Krupka, E. (2006). After the London tragedy, is it still possible to consider Phase I is safe? *British Journal of Clinical Pharmacology,* 62, p. 502-503.

Silberman, G. and Kahn, K.L. (2011). Burdens on Research Imposed by Institutional Review Boards: The State of the Evidence and Its Implications for Regulatory Reform. *Milbank Q.*, 89(4), p. 599-627.

Sinha, K. (2008). 49 babies die during clinical trials at AIIMS. *The Times of India*, 18 août.

Sismondo, S. (2018). *Ghost-managed medicine: big pharma's invisible hands*. Manchester, United Kingdom: Mattering Press, 234.

Sismondo, S. (2020). Ghost-managing and gaming pharmaceutical knowledge. Dans *Gaming the metrics: misconduct and manipulation in academic research.* Editors M. Biagioli, and A. Lippman (Cambridge, MA: MIT Press), p. 123-134.

Sismondo, S. (2021). Epistemic Corruption, the Pharmaceutical Industry, and the Body of Medical Science. *Front. Res. Metr. Anal.*, 08 mars.

Sivendran, S., Latif, A., Mcbride, R.B., Stensland, K.D., Wisnivesky, J., Haines L. *et al.* (2014). Adverse Event Reporting in Cancer Clinical Trial Publications. *J. Clin. Oncol.*, 32 (2), p. 83-89.

Smith, C. M. (2013). Origin and Uses of *Primum Non Nocere*- Above All, Do No Harm! *Journal of Clinical Pharmacology*, 7 mars.

Sonawane, K.B., Cheng, N., Hansen R.A. (2018). Serious Adverse Drug Events Reported to the FDA: Analysis of the FDA Adverse Event Reporting System 2006- 2014 Database. *J. Manag. Care Spec. Pharm.*, 24 (7), p. 682-690.

Sondik, E.J., Brown, B.W. Jr., Silvers, A. (1974). High risk subjects and the cost of large field trials. J. *Chron. Dis.*, 27, p. 177-187.

Srinivasan S. (2013). When Clinical Trials Become Dangerous. *The Hindu Bus. Line*, 15 octobre.

Stark, A.R., Tyson, J.E., Hibberd, P.L. (2010). Variation among Institutional Review Boards in Evaluating the Design of a Multicenter Randomized Trial. *Journal of Perinatology*, 30(3), p. 163-169.

Stark, L. (2012). Behind Closed Doors: IRBs and the Making of Ethical Research. *Science*, Vol. 335, non. 6065 p. 170.

Steinbrook, R. (2002). Protecting research subjects; the crisis at Johns Hopkins. *New England Journal of Medicine*, 346, p. 716-720.

Sterk, P.J., Daniel, E.E., Zamel, N., Hargreave, F.E. (1985). Limited maximal airway narrowing in non- asthmatic subjects: role of neural control and prostaglandin release. *Am. Rev. Respir. Dis.*, 132, p. 865-870.

Sternberg, G.M. (1898). The bacillus icteroides (Sanarelli) and bacillus X (Sternberg).*Transactions of the Association of American Physicians*, 13, p. 71.

Straight, T.M. (2009). Clinical Research Regulation: Challenges to the Institutional Review Board System. *Clinics in Dermatology*, 27(4), p. 375-383.

Stretton, S., Lew, R.A., Ely, J.A., Snape, M.G., Carey, L.C., Haley, C., Woolley, M.J., Woolley, K.L. (2016) Sponsor-Imposed Publication Restrictions Disclosed on ClinicalTrials.gov. *Accountability in Research*, 23(2), p. 67-78.

Sugarman, J., Bhan, A., Bollinger, R. *et al.* (2013). India's new policy to protect research participants. *BMJ*, 347, p. f4841.

Sunder Rajan, K. (2007). Experimental Values: Indian Clinical Trials and Surplus Health. *New Left Review,* 45, p. 67-88.

Suntharalingam, G., Perry, M.R., Ward, S., Brett, S.J., Castello-Cortes, A., Brunner, M.D. *et al.* (2006). Cytokine storm in a phase 1 trial of the anti-CD28 monoclonal antibody TGN1412. *N. Engl. J. Med.*, 355, p. 1018-1028.

Swain, T.R. (2014). Clinical trials for children: Some concerns. *Indian J. Pharmacol.*, 46(2), p. 145-146.

Swartz, M.N. (1995). Mitochondrial toxicity-new adverse drug effects. *N. Engl. J. Med.*, 333, p. 1146-1148.

Switula, D. (2000). Principles of good clinical practice (GCP) in clinical research. *Sci. Eng. Ethics*, 6(1), p. 71-77.

Talati, E. (2007). *An open door to ending exploitation: accountability for violations of informed consent under the alien tort statute*. University of Pennsylvania law review, Vol. 155, p. 231-278.

Taylor, M.J., Freemantle, N., Geddes, J.R. *et al.* (2006). Early onset of selective serotonin reuptake inhibitor antidepressant action: systematic review and meta- analysis. *Arch. Gen. Psychiatry*, 63, p. 1217-1223.

The National Commission for the Protection of Human Subjects of Biomedical and Behavioral Research. (1978). *The Belmont Report: Ethical Principles and Guidelines for the Protection of Human Subjects of Research.* Washington, D.C., Department of Health, Education, and Welfare.

Thomas J.-P. (1995). *Les fondements de l'eugénisme*, Presses universitaires de France, Paris, p. 5.

Tishler, C.L. and Bartholomae, S. (2002). The recruitment of normal healthy volunteers: a review of the literature on the use of financial incentives. *J. Clin. Pharmacol.*, 42(4), p. 365-375.

Tishler, C.L. and Bartholomae, S. (2003). Repeat participation among normal healthy research volunteers: Professional guinea pigs in clinical trials. *Perspectives in Biology and Medicine*, 46, p. 508-520.

Tolich, M. (2010). What If Institutional Review Boards (IRBs) Treated Healthy Volunteers in Clinical Trials as Their Clients ? *Australasian Medical Journal*, 3(12), p. 767-771.

Touraine, M. (2016). Rennes : au moins un mort après un essai clinique de médicament. *La Croix*, 15 janvier.

Tregnaghi, M.W., Saez-Llorens, X., Lopez, P., *et al.* (2014). Efficacy of pneumococcal nontypable Haemophilus influenzae protein D conjugate vaccine (PHiD-CV) in young Latin American children: A double-blind randomized ontrolled trial. *PLoS Med.*, 11(6), p. e1001657.

Trotti, A., Colevas, A.D., Setser, A., Basch, E. (2007). Patient-reported outcomes and the evolution of adverse event reporting in oncology. *J. Clin. Oncol.*, 25(32), p. 5121-5127.

Tse, T., Williams, R.J., Zarin, D.A.(2009). Reporting 'basic results' in ClinicalTrials.gov.*Chest*, 136, p. 295-303.

UN (1967). *International covenant on civil and political rights.* United Nation.

Usselmuiden, C.B. and Faden, R.R. (1992). Research and Informed Consent in Africa : Another Look. *New England Journal of Medicine* 326, p. 830-833.

van Esbroeck, A.C.M., Janssen, A.P.A., Armand B. Cognetta, A.B., Ogasawara, D. *et al.* (2017). Activity- based protein profiling reveals off-target proteins of the FAAH inhibitor BIA 10-2474. *Science*, 356(6342), p. 1084-1087.

Vanderpool, H.Y. (1996). *The ethics of research involving human subjects : Facing the 21st Century*. Univ. Pub Group. Frederick Maryland.

Vernon, L. F. (2020). Tuskegee syphilis study not America's only medical scandal: Chester M. Southam, MD, Henrietta Lacks, and the Sloan-Kettering research scandal. *Online Journal of Health Ethics*, 16(2). http://dx.doi.org/10.18785/ojhe.1602.03

Viraj, S. (2010). Phase IV of Drug Development. *Perspectives in Clinical Research*, vol. 1, n° 2, p. 57.

Vogt, T.H., Ireland, C.C., Black, D., Camel, G., Hughes, G. (1989). Recruitment of elderly volunteers for a multicenter clinical trial: The SHEP pilot study. *Controlled Clinical Trials*, 7(2), p. 118-133.

Vollmann, J. and Winau, R.(1996a). The Prussian Regulation of 1900: Early Ethical Standards for Human Experimentation in Germany. *IRB: Ethics & Human Research*, Vol. 18, No. 4, p. 9-11.

Vollmann J., and Winau, R. (1996b). Informed consent in human experimentation before the Nuremberg Code. *BMJ*, 313, p. 1445-1447

Vollmer, S. H. and Howard, G. (2010). Statistical power, the Belmont Report, and the ethics of clinical trials. *Science and Engineering Ethics*, 16 (4), p. 675-691.

Walker, R.L., Cottingham, M.D., Fisher, J.A. (2018). Serial Participation and the Ethics of Phase 1 Healthy Volunteer Research. *J.Med. Philos*, 43(1), p. 83-114.

Wallace, S., Myles, P.S., Zeps, N., Zalcberg, J.R. (2016). Serious Adverse Event Reporting in Investigator-Initiated Clinical Trials. *Med. J. Aust.*, 204 (6), p. 231-233.

Walsh, F. (2013). Big rise in volunteers for medical trials. *BBC News Health*, 24 mai.

Washington, H.A. (2007). *Medical Apartheid : The Dark History of Medical Experimentation on Black Americans from Colonial Times to the Present*. Doubleday Books.

Weigmann, K. (2015). The ethics of global clinical trials. *EMBO Rep.*, 16(5), p. 566-570.

Weindling, P. (2001). The origins of informed consent: the International Scientific Commission on Medical War Crimes, and the Nuremberg Code. *Bull Hist. Med.*, 75, p. 37-71.

Weinstein, M.A. (2001). Public Culture for Guinea Pigs: U.S. Human Research Subjects after the Tuskegee Study. *Science as Culture*, 10(2), p. 195-223.
Wendler, D. and Shah, S. (2003). Should children decide whether they are enrolled in nonbeneficial research ? *American Journal of Bioethics*, 3(4), p. 1-7.
Whittington, C.J., Kendall, T., Fonagy, P. *et al.* (2004). Selective serotonin reuptake inhibitors in childhood depression: systematic review of published versus unpublished data. *Lancet*, 363, p. 1341-1345.
WHO (2012). *International standards for clinical trial registries.* World Health Organization, Geneva 27, Switzerland
WHO (2018). International Standards for Clinical Trial Registries v3.0. https://apps.who.int/iris/handle/10665/274994
WHO (2021). *Polio information system.* World Health Organization, Geneva. 8 mars.
WHO (2023). *Number of clinical trial registrations by location, disease, phase of development, age and sex of trial participants* (1999-2022). World Health Organization, 23 février.
Wikipédia (2022). Jesse Gelsinger. Wikipédia, 16 février 2022.
Wilson, J.M. (2009). Lessons learned from the gene therapy trial for ornithine transcaramylase deficiency », *Molecular Genetics and Metabolism*, 96, p. 151-157.
Winer, B.J. (1971). *Statistical Principles in Experimental Design*, 2de ed., New York : McGrawHill.
Wise, J. (2001). Pfizer Accused of Testing New Drug Without Ethical Approval. *BMJ*, 322(7280), p. 194.
WMA (2008). *Declaration of Helsinki: Ethical principles for research involving human subjects*. World Medical Association, DoH/Oct2008.
WMA (2013). Déclaration d'Helsinki : Ethical principles for medical research involving human subjects.64th World Medical Association General assembly. *JAMA*, 310(20), p. 2191-2194.
Wolinsky, H. (2006). The battle of Helsinki: two troublesome paragraphs in the Declaration of Helsinki are causing a furore over medical research ethics. *EMBO Rep.*, 7(7), p. 670-672.
Wood, A.J. and Darbyshire, J. (2006). Injury to Research Volunteers: The Clinical Research Nightmare. *New England Journal of* Medicine, 354(18), p. 1869-1871.

Worboys, M. (1999). Tuberculosis and Race in Britain and Its Empire, 1900-50. Dans : *Race Science and Medicine, 1700-1960*, Waltraud, E. et Harris, B. (eds). London et New York : Routledge, 144-166

Yacine (2014). Vaccins : L'Inde poursuit la Fondation Bill et Mélinda Gates pour avoir testé sans leur consentement des vaccins sur des enfants. *Meta TV*, 9 octobre.

Yang, Y.T., Chen, B., Bennett, C.L. (2018). Offshore Pharmaceutical Trials: Evidence, Economics, and Ethics.
Mayo Clin. Proc. Innov. Qual. Outcomes, 2(3),
p. 226-228.

Yao, Y., Liu, Z., Zhang, H., Li, J., Peng, Z., Yu, J., Cao, B., Shen, L. (2021). Serious Adverse Events Reporting in Phase III Randomized Clinical Trials of Colorectal Cancer Treatments: A Systematic Analysis.*Front Pharmacol.*, 12, p. 754858.

Yasinskaya, Y. (2012). Safety assessment in Clinical Trials and Beyond. FDA's Clinical Investigator Course. FDA, 13 novembre.

Zarin, D.A., Tse, T., Williams, R.J.*et al.* (2011). The C linicalTrials.gov results database-update and key issues. *N. Engl. J. Med.,* 364, p. 852-860.

Zwierzyna, M., Davies, M., Hingorani, A.D. *et al.* (2018). Clinical trial design and dissemination: comprehensive analysis of ClinicalTrials.gov and PubMed data since 2005. *BMJ*, 361, p. k2130.

TABLE DES MATIÈRES

Structures éditoriales du groupe L'Harmattan

L'Harmattan Italie
Via degli Artisti, 15
10124 Torino
harmattan.italia@gmail.com

L'Harmattan Hongrie
Kossuth l. u. 14-16.
1053 Budapest
harmattan@harmattan.hu

L'Harmattan Sénégal
10 VDN en face Mermoz
BP 45034 Dakar-Fann
senharmattan@gmail.com

L'Harmattan Cameroun
TSINGA/FECAFOOT
BP 11486 Yaoundé
inkoukam@gmail.com

L'Harmattan Burkina Faso
Achille Somé – tengnule@hotmail.fr

L'Harmattan Guinée
Almamya, rue KA 028 OKB Agency
BP 3470 Conakry
harmattanguinee@yahoo.fr

L'Harmattan RDC
185, avenue Nyangwe
Commune de Lingwala – Kinshasa
matangilamusadila@yahoo.fr

L'Harmattan Congo
219, avenue Nelson Mandela
BP 2874 Brazzaville
harmattan.congo@yahoo.fr

L'Harmattan Mali
ACI 2000 - Immeuble Mgr Jean Marie Cisse
Bureau 10
BP 145 Bamako-Mali
mali@harmattan.fr

L'Harmattan Togo
Djidjole – Lomé
Maison Amela
face EPP BATOME
ddamela@aol.com

L'Harmattan Côte d'Ivoire
Résidence Karl – Cité des Arts
Abidjan-Cocody
03 BP 1588 Abidjan
espace_harmattan.ci@hotmail.fr

Nos librairies en France

Librairie internationale
16, rue des Écoles
75005 Paris
librairie.internationale@harmattan.fr
01 40 46 79 11
www.librairieharmattan.com

Librairie des savoirs
21, rue des Écoles
75005 Paris
librairie.sh@harmattan.fr
01 46 34 13 71
www.librairieharmattansh.com

Librairie Le Lucernaire
53, rue Notre-Dame-des-Champs
75006 Paris
librairie@lucernaire.fr
01 42 22 67 13

www.ingramcontent.com/pod-product-compliance
Lightning Source LLC
LaVergne TN
LVHW010938061026
849535LV00007B/2454
* 9 7 8 2 3 3 6 4 3 6 8 5 2 *